"十二五"国家重点图书出版规划项目

中医优势治疗技术丛书

◆ 总主编 周 然 张俊龙

足 疗

主编 乔之龙 陈筱云

编者 李宝乐 段正胜 张军锋 李小叶

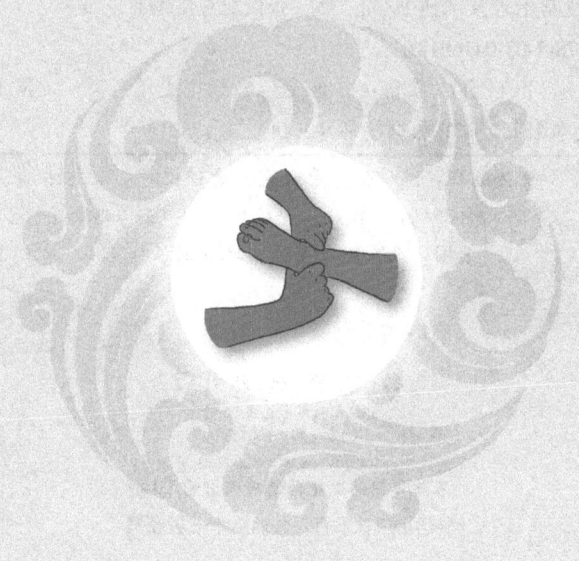

科学出版社

北京

内 容 简 介

足疗技术是一种通过对人体足部腧穴或足部特定的反射区进行按摩、熏洗、针灸、敷药等方法，从而起到治疗全身各系统疾病及养生保健等作用的一种治疗方法，属于祖国医学内病外治的范畴。本书总分为上下两篇，上篇对足疗的历史源流、基本原理与常用器具、反射区定位及技术规范、操作规程，以及足疗技术的适应证、禁忌证、优势和注意事项等方面进行总结；下篇介绍各病种的病因、症状及针对此病种足部疗法的临床应用，主要从足部按摩、足部药浴、足部穴位贴敷或针灸等几个治疗方法进行说明。

本书理论联系实际、图文并茂，适用于广大基层医生、中医爱好者及家庭自疗者参考。

图书在版编目（CIP）数据

足疗／乔之龙，陈筱云主编．—北京：科学出版社，2014.8
（中医优势治疗技术丛书／周　然，张俊龙总主编）
ISBN 978-7-03-041601-8

Ⅰ．足…　Ⅱ．①乔…②陈…　Ⅲ．足–按摩疗法（中医）　Ⅳ．R244.1

中国版本图书馆 CIP 数据核字（2014）第 183918 号

责任编辑：陈　伟　曹丽英／责任校对：朱光兰
责任印制：李　彤／封面设计：王　浩
绘图：北京眺艺企业形象策划工作室

科 学 出 版 社 出版
北京东黄城根北街 16 号
邮政编码：100717
http://www.sciencep.com

涿州市银阎文化传播有限公司 印刷
科学出版社发行　各地新华书店经销

*

2014 年 8 月第　一　版　开本：B5（720×1000）
2022 年 7 月第八次印刷　印张：13
字数：240 000
定价：39.80 元
（如有印装质量问题，我社负责调换）

《中医优势治疗技术丛书》总编委会

总主编 周 然 张俊龙

副总主编 张 波 冀来喜 郭 蕾 施怀生 田岳凤
  赵建平 雷 鸣

成 员 （按姓氏笔画排序）

于晓强	王 军	王玉璧	王海军	韦 玲
毋桂花	成金枝	乔之龙	乔云英	任剑锋
刘 宁	闫川慧	关 芳	许凯霞	芦 玥
李 莉	李 蕾	李希贤	李建仲	李钦青
李晓亮	杨俊刚	吴秋玲	张卫东	张天生
张斌仁	陈筱云	武峻艳	金晓飞	孟立强
赵 琼	侯玉铎	贺文彬	贺振中	袁 叶
柴金苗	高海宁	曹玉霞	葛惠玲	韩国伟
程艳婷	焦黎明	窦志芳	樊凯芳	

总 前 言

中医学历经几千年的发展,形成了独特的理论体系和完善的治疗技术体系。其治疗技术体系大体分为两类,一为遣方用药。它被作为中医治疗疾病的主体方法。时至今日,我们中医临床工作者诊疗疾病多处方开药,人民群众也多选择服用汤丸膏散等内服药物祛病疗疾。概因理法方药为中医辨证论治体系的高度概括。二为中医优势技术。翻开一部中医学的发展简史,我们不难看到,人们在经历了长期的无数次实践以后,早在新石器时代,就已经会运用针法、灸法、按摩术、止血法这些原始的、朴素的、简单的医疗技术。从砭石到九针,从针刺到药物贴敷,从神农尝百草到丸散膏丹汤饮酒露的制剂技术,从推拿正骨手法到小夹板的应用,这些都是时代的创造、医家的发明,都是当时社会发展条件下的医学领域的领先技术。经过历代医家的不懈努力和探索,这些技术内容丰富、范围广泛、历史悠久,体现了其临床疗效确切、预防保健作用独特、治疗方式灵活、费用比较低廉的特点,传承着中医学的精髓和特色。

这些优势技术或散见于民间,或零散于古籍记录,或濒临失传,面临着传承和弘扬的两大难题。2009 年,国务院出台的《关于扶持和促进中医药事业发展的若干意见》中就强调指出:"老中医药专家很多学术思想和经验得不到传承,一些特色诊疗技术、方法濒临失传,中医药理论和技术方法创新不足。"也有专家痛心疾首地指出,"近年来,中医药特色优势淡化,手法复位、小夹板等'简、便、验、廉'的诊疗手段逐渐消失或失传。"由此可见,传承、发展并不断创新中医技术迫在眉睫、刻不容缓。

近年来的医改实践证明,中医药在满足群众医疗保健需求、减缓医药费用上涨、减轻患者和医保负担等方面发挥了很好的作用,缓解了群众看病就医问题,放大了医改的惠民效果。人民群众对中医药感情深厚、高度

总前言

信赖，中医药作为一种文化已经深深地渗入中国百姓的日常生活当中。中医的一些技术特别是非药物方法，普通百姓易于接受、也易于掌握使用，可获得性强，适用于广大人民群众的养生保健和疾病治疗，很多人自觉不自觉地运用中医药的理念和优势技术进行养身健体、防治疾病。

传承和发展中医药技术是每一名中医药人的使命担当。正如国医大师邓铁涛教授所说："中医之振兴，有赖于新技术革命；中医之飞跃发展，又将推动世界新技术革命"。我们山西中医学院将学科发展的主攻方向紧紧锁定中医药技术创新，不断深化学科内涵建设，凝练学科研究方向，组建优势技术创新研发团队，致力于中医药技术的研究、开发、规范制定和应用推广，以期推动中医药技术的创新和革命，为人民群众提供更多的中医药技术储备和技术应用。

因此，我们组织既有丰富临床经验，又有较高理论素养的专家学者，编写了这套《中医优势治疗技术丛书》。丛书以中医优势治疗技术为主线，依据西医或中医的疾病分类方法，选取临床上常见病、多发病为研究对象，突出每一种优势技术在针对这些常见病、多发病治疗时的操作规程，旨在突出每一项技术在临床实践中的知识性、实用性和科学性。

这套丛书既是国家"十二五"科技支撑计划分课题"基层卫生适宜技术标准体系和评估体系的构建及信息平台建设研究和示范应用"、国家中医药管理局重点学科"中医治疗技术工程学"和山西省特色重点学科"中医学优势治疗技术创新研究"的阶段性研究成果，也是我们深入挖掘、整理中医药技术的初步探索，希望能够指导基层医疗卫生机构和技术人员临床操作，方便中医药技术爱好者和家庭自疗者参考使用。

2014 年 3 月

目　　录

上　篇　足疗技术概论

1　足疗的历史源流 2
2　基本原理与常用器具 4
3　足疗反射区定位及技术规范 7
4　足疗操作规程 29
5　足疗技术的适应证与禁忌证 33
6　足疗技术的优势和注意事项 35

下　篇　足疗技术的临床应用

7　感冒 40
8　咳嗽 48
9　哮病 52
10　慢性支气管炎 59
11　胃痛 64
12　呃逆 71
13　便秘 77
14　泄泻 82
15　胃下垂 91
16　腹胀 94
17　胆囊炎、胆石症 98
18　冠心病 101
19　高血压病 105
20　头痛 107
21　耳鸣 112
22　肥胖症 116
23　汗证 121
24　失眠 124

25	糖尿病	130
26	糖尿病足	133
27	甲状腺功能亢进症	137
28	尿路感染	140
29	月经失调	143
30	子宫脱垂	151
31	产后缺乳	154
32	更年期综合征	158
33	痤疮	162
34	颈椎病	168
35	肩周炎	176
36	坐骨神经痛	179
37	急性腰扭伤	182
38	慢性鼻炎	184
39	慢性咽炎	188
40	过敏性鼻炎	192
41	痔疮	195

上篇

足疗技术概论

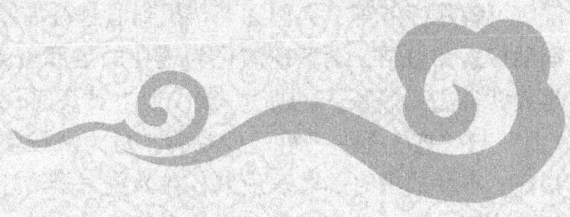

1 足疗的历史源流

1.1 定义

　　足疗就是运用中医原理，集检查、治疗和保健为一体的无创伤自然疗法。足疗包括两部分：足浴和足部按摩。足部是人体的"第二心脏"，是人体的阴晴表，能够很准确地反映人体的健康状况。足疗法分为以下三大类：热水足浴法、足部按摩法、中药足疗法。

1.2 历史源流

　　足疗是传统医学的重要组成部分，在漫长的医疗实践中，经过我国历代医家的共同努力所创立的独特疗法之一。它是在按照中医辨证的原理，利用足部的经络及生理原理，通过足部药浴、足部病理反射区域以及足部腧穴进行按压、推拿、刺激、敷贴、针灸、药物等方法，以调整人体气血功能，扶正祛邪，调和阴阳，从而达到预防、治疗疾病的目的。足疗包括泡脚药浴、按摩、针灸、敷贴等多种形式，而泡脚药浴和足部按摩是其中最适合家庭选用的两种疗法。从医学发展史来看，足疗的起源远远早于其他疗法。在古代，由于自然界的意外袭击或某些原因造成身体的损伤，使身体产生疼痛或不适等症状，人们有意无意中用手或其他器具触及足部某些部位时，发现疼痛缓解，症状减轻，还发现劳累后用热水洗脚可解除疲劳等，人们逐渐认识到通过对足部的刺激可以治疗疾病。再经过长期的探索和总结，渐渐地演化为现在的足部熏浴法、足部按摩法、足部贴敷法、足穴针灸法，等等。《史记》载，上古黄帝时代，有位高明的医家叫俞跗，古文"俞"与"愈"通，"跗"即足背，意为从按摩足部治愈疾病。俞跗的诊疗水平很高，春秋战国时的名医扁鹊，在为虢太子治疗尸厥时，接待他的中庶子就十分赞扬俞跗，说他治病不以"汤液醴酒"，而能"一按见疾之应"。

　　我国是足部疗法起源最早的国家，几千年前的中国就有关于足部按摩的记载。据今两千多年前的经典医著《黄帝内经》"足心篇"之"观趾法"（一种诊疗方法）；隋朝高僧所撰《摩诃止观》之"意守足"（常擦足心，能治多种疾病）；司马迁《史记》之"俞跗用足病"（"俞"通"愈"，跗指足背）；就详细介绍了全身的经络和腧穴，其中有许多是足部的穴位，如肝经的大敦、行间、太冲、内庭、陷谷、冲阳、解溪等。《素问·举痛论》明确地指出："按之则气血散，故按之痛。"《素问·厥论》说："阳气起于足五趾之表，阴气起于足五趾之里。"说明足三阴经起于足，足三阳经止于足，足三阴经和足三阳经又与手三阴、手三阳经相互关联，奇经八脉中阴、阳维脉，阴、阳跷脉起于足部，这样足部就与全身脏腑器官通过经脉联系起来。

我们的祖先早已认识到脚部的许多敏感反应点（腧穴）与人体内脏器官的关系：脏腑有病可以通过经络反映到体表穴位，根据不同穴位的症状可以推断相关的脏腑功能出现了问题，为足部治疗提供了理论依据，并发现了足部的许多腧穴和足部趺阳脉诊病法。足部穴位可反映及治疗全身多种疾病，通过对足部进行按摩、针灸等治疗，相应的内脏功能紊乱可以得到纠正，使人体恢复健康，减少疾病发生，起到保健延年的作用。

根据有关史料，我国长沙马王推出的医学文献《五十二病方》中就有"温熨"、"药摩"、"外洗"等内病外治的记载。公元前3世纪，东汉医学家张仲景《伤寒论》等书及汉代司马迁所著《史记》、《素问·举痛论》均对足浴对人体的好处作了详细介绍，说明中国人很早就对足部按摩有益于健康有很深的了解。足针治疗疾病，早在《灵枢·根结》中即有刺窍阴、至阳、历兑、冲阳等穴以泻充盛之气的记载。晋代皇甫谧的《针灸甲乙经》中也有所述，且内容较前更为丰富。在原始社会就有足部贴敷法治病，原始人就曾用泥土、草叶敷裹伤口。《内经》中记载用白酒掺和桂粉涂敷中风的血脉，是外敷法较早的文字记载。宋代文豪苏东坡先生对养生颇有研究，对坚持摩擦足底涌泉穴对身体的益处就大加赞赏，称"其效不甚觉，但积累至百余日，功用不可……若信而行之，必有大益。"明代《普济方》内记述用生附子研末，和葱涎为泥，敷涌泉穴，来治疗鼻渊。足部熏浴法治病，在清代吴尚先的《理瀹骈文》中就有二十余首熏蒸方药。足部功法历史悠久，古代医书中就有许多足功法的记载。在清代潘霨所著《内功图说》中，就有心功、身功、首功、面功、手功、足功、背功、腰功、肾功等治疗疾病的论述。明朝时期，足部按摩得到进一步发展。但是，由于中国两千多年封建社会的封建意识和习俗使人的脚藏而不露，赤踝裸足为大不雅，后因封建礼教、女子裹脚等轻视足部健康的政策、民风严重阻碍了足疗的学术发展，大大影响了该疗法的健康发展。特别是到了清末年间，足疗一度在国内"销声匿迹"，使得这一古老医术濒临失传。

2 基本原理与常用器具

2.1 基本原理

2.1.1 经络原理

人体是一个有机整体,通过经络系统,将人体的五脏六腑、四肢百骸、五官九窍、肌肤皮毛联系在一起,维持人体机能正常。

经络系统作为人体信息的传导网络,既感受体内环境的变化,又可以接受外界刺激,调节脏腑组织机能。

人体共有足三阴经、足三阳经等六条经脉直接与足部产生联系。足部也通过这六条经脉与五脏六腑反应和调整五脏六腑的机能状态。(图2.1、图2.2)

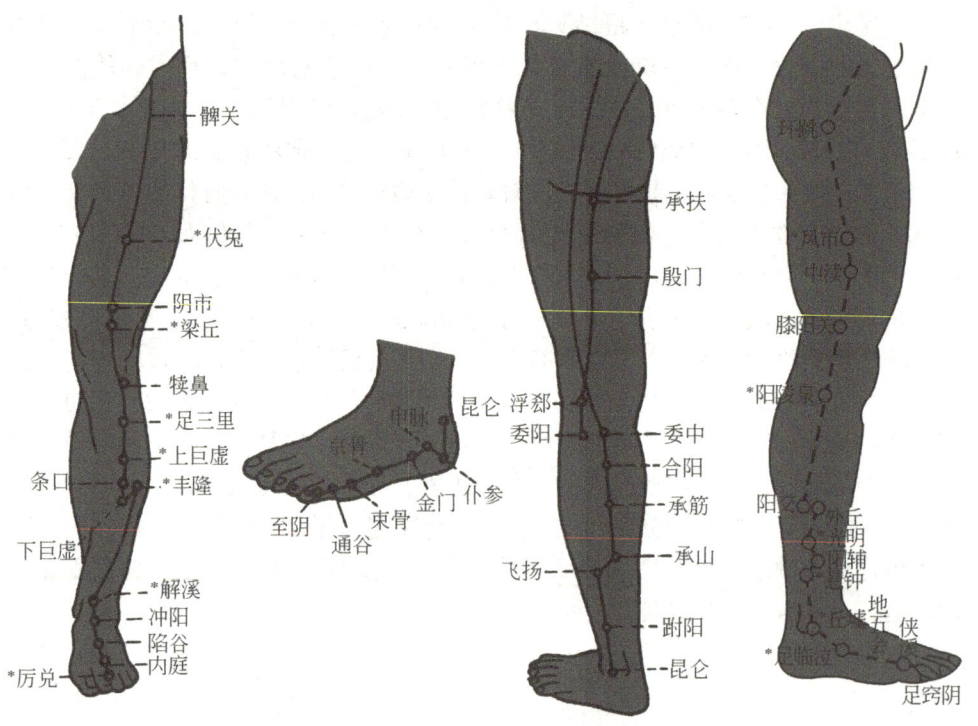

图2.1　足三阴经在足部及下肢部的循行

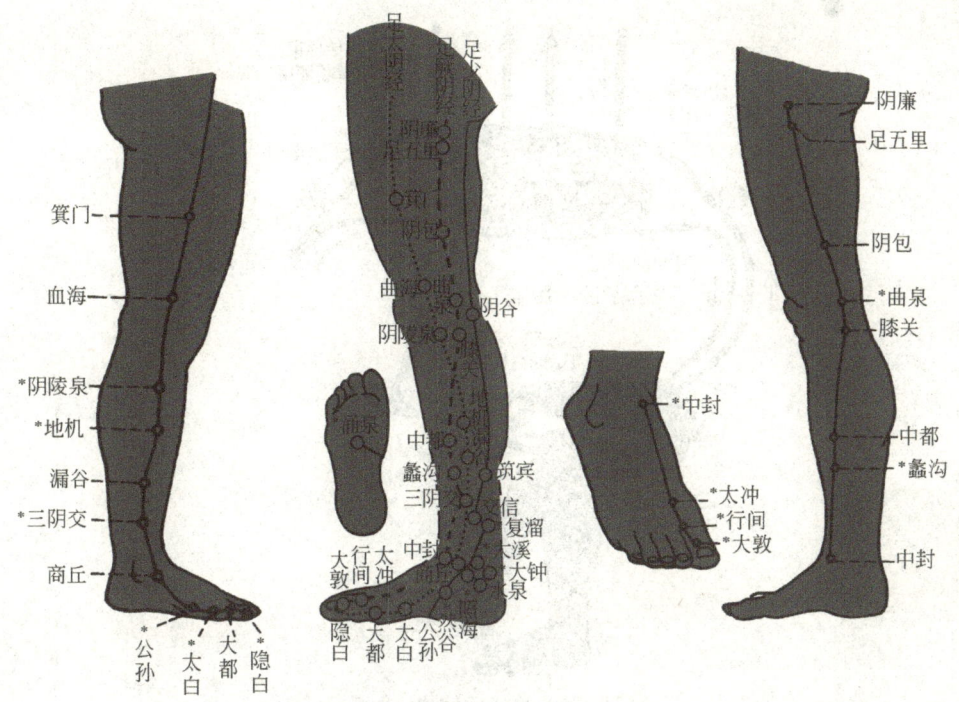

图 2.2 足三阳经在足部及下肢部的循行

2.1.2 血液循环原理

脚是离心脏最远的部位,血液循环的末梢,血液供应较差。

脚是人体第二心脏。心脏在血液循环中起到泵血的作用。通过足部推拿可疏通血液循环,增加血液回流的速度,帮助心脏发挥泵血的作用。

足部推拿可使足部血管扩张,血流加快,血流量增大,微循环改善,静脉和淋巴回流通畅,可防止代谢产物在足部的沉积。

2.1.3 神经反射原理

人的机体对于内环境、外环境的各种致病因子,具有天然的防御能力,即自我调节机制。足部反射区的按摩,实质上是对于机体表面某些敏感点或敏感带所施加一种物理刺激,开动人体内的调节机制,激发机体各个器官组织的潜能,充分发挥机体本身的自卫能力和自我修复能力。

推拿时产生的强烈刺激不断的传入神经中枢,可以阻断和取代相应组织器官原有的病理冲动,从而达到保健和康复的作用。(图 2.3)

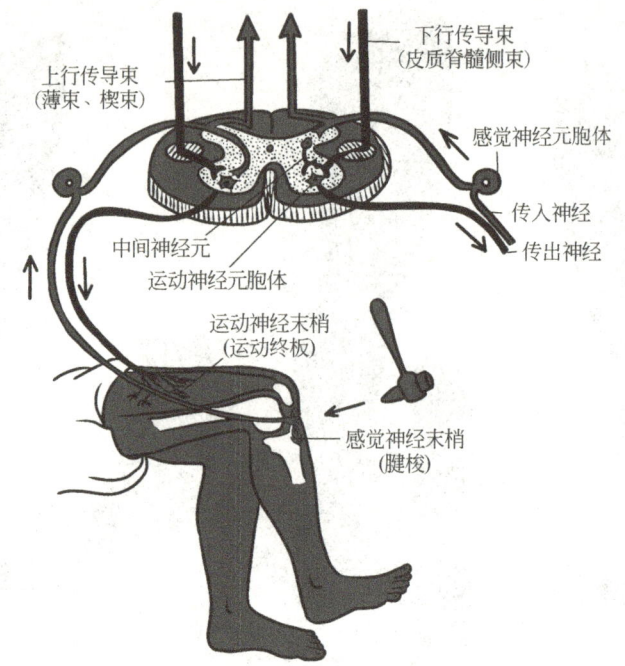

图 2.3　神经反射的反射弧

2.1.4　生物全息原理

生物全息医学理论认为，任取人体某一局部，均完整的排列着全身相关组织器官的反应点，即局部是整体的缩影。

足部是人体最敏感的"全息胚"。人体各个脏腑、组织、器官在足部均有规律地排列在相应的区域。通过按摩足部相关的区域，既可以探测脏腑器官的生理病理情况，又可达到治疗的作用。

2.2　常用器具

足疗可用器具主要是足疗机、脚底按摩器、足浴盆、普通针具等。本书主要使用足浴、足底按摩等中医技术，故器具选用足浴盆。现在市场上的足浴盆样式多种多样，在选择足浴盆时，以方便、安全、适用、价廉为原则。

3 足疗反射区定位及技术规范

3.1 足底反射区定位及操作规范

3.1.1 肾上腺

反射区位置 肾上腺反射区位于双足足底第2、3跖骨体之间,距跖骨头近心端一拇指宽处(图3.1)。

手法 一手握脚,另一手半握拳,食指弯曲,以食指第一指间关节顶点施力,定点深部按压。力度以反射区产生酸痛为宜。

按摩时间 3~5次。

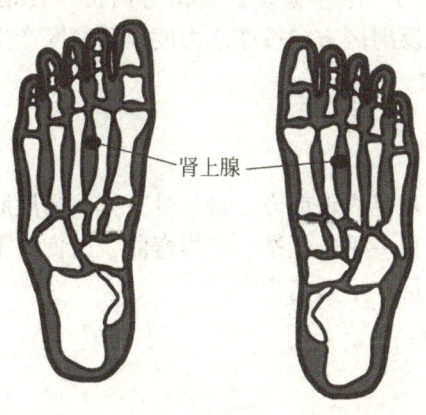

图3.1

3.1.2 肾

反射区位置 肾反射区位于双足足底第2、3跖骨体之间,近跖骨底处(肾上腺反射区下一横指)(图3.2)

手法 一手握脚,另一手半握拳,食指弯曲,以食指第一指间关节顶点施力,由脚趾向脚跟方向按摩。力度以反射区产生酸痛为宜。

按摩时间 3~5次。

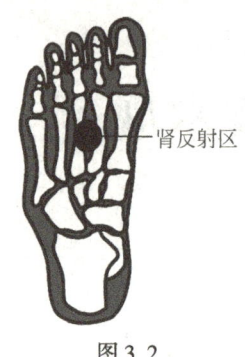
图 3.2

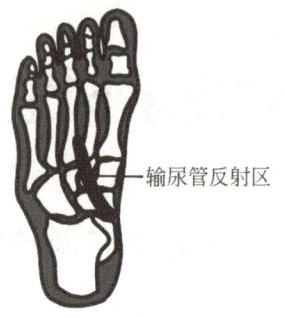
图 3.3

3.1.3 输尿管

反射区位置 输尿管反射区位于双足足底自肾脏反射区斜向内方,至舟状骨内下方,呈弧形带状区。(图 3.3)

手法 一手握脚,另一手半握拳,食指弯曲,以食指第一指间关节顶点施力,由肾反射区向膀胱反射区方向按摩。力度以反射区产生酸痛为宜。

按摩时间 3~5 次。

3.1.4 膀胱

反射区位置 位于双足内踝前方,舟状骨下方,拇展肌内缘旁。(图 3.4)

手法 一手握脚,另一手半握拳,食指弯曲,以食指第一指间关节顶点施力定点按压。力度以反射区产生酸痛为宜。

按摩时间 3~5 次。

3.1.5 额窦

反射区位置 位于双足十个脚趾趾端。右边额窦反射区在左脚,左边额窦反射区在右脚。(图 3.5)

手法 一手持脚,另一手半握拳,食指弯曲,以食指第一指间关节顶点施力。自外侧向内侧横向按摩。其他趾头:从趾端向趾根方向按摩。力度以反射区产生酸痛为宜。

按摩时间 3~5 次。

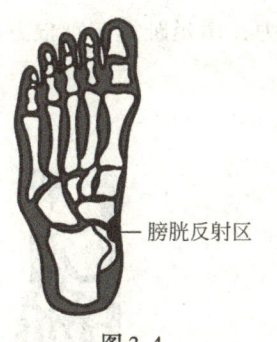
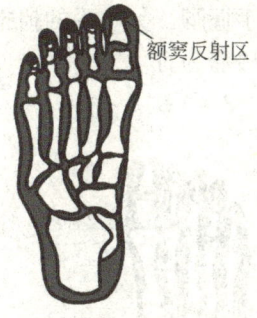

图 3.4　　　　　　　　图 3.5

3.1.6　垂体

反射区位置　位于双足踇趾趾腹中央部位。(图 3.6)

手法　一手握脚,另一手半握拳,食指弯曲,以食指第一指间关节顶点施力,定点深入按压。力度以反射区产生酸痛为宜。

按摩时间　3~5 次。

3.1.7　小脑及脑干

反射区位置　位于双脚拇趾腹根部靠近第二节趾骨处。右半部小脑及脑干的反射区在左脚,左半部小脑及脑干的反射区在右脚（图 3.7）。

手法　一手握脚,另一手的拇指指端施力,向趾根方向按摩。力度以反射区产生酸痛为宜。

按摩时间　3~5 次。

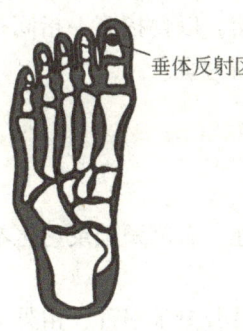
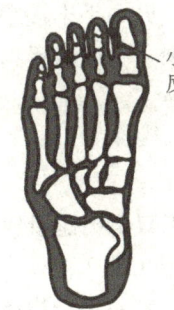

图 3.6　　　　　　　　图 3.7

3.1.8　三叉神经

反射区位置　位于双脚拇趾近第二趾的一侧。右侧三叉神经反射区在左脚,左侧三叉神经反射区在右脚（图 3.8）。

手法 一手握脚，另一手的拇指指端施力，由足趾端向趾根方向按摩。力度以反射区产生酸痛为宜。

按摩时间 3～5次。

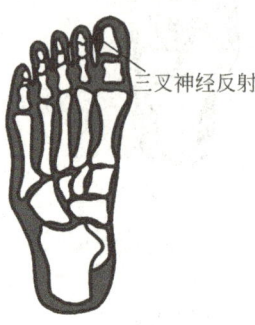

图3.8

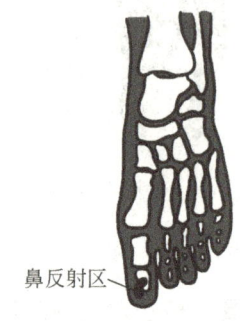

图3.9

3.1.9 鼻

反射区位置 位于双脚趾远节趾骨内侧，自拇趾趾腹边缘延伸到跗趾趾缘部呈L形。左鼻反射区在右脚，右鼻反射区在左脚（图3.9）。

手法 一手握脚，另一手拇指端施力。力度以反射区产生酸痛为宜。

按摩时间 3～5次。

3.1.10 大脑（头部）

反射区位置 位于双足拇趾的趾腹全部。大脑左侧半球反射区在右脚，大脑右侧半球反射区在左脚（图3.10）。

手法 一手握脚，另一手半握拳，食指弯曲，以食指第一指间关节定点施力由跗趾趾端向根部按摩。力度以反射区产生酸痛为宜。

按摩时间 3～5次。

3.1.11 颈项

反射区位置 位于双脚拇趾趾腹根部横纹处。右侧颈项反射区在左脚，左侧颈项反射区在右脚（图3.11）。

手法 一手持脚，另一手拇指指端施力，沿着拇趾根部，由外向内旋转。力度以反射区产生酸痛为宜。

按摩时间 3～5次。

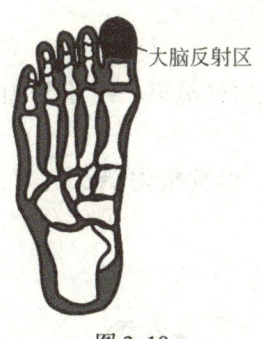
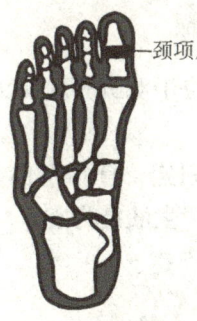

图 3.10　　　　　　　　图 3.11

3.1.12　颈椎

反射区位置　位于双足拇趾根部内侧横纹尽头处的凹陷区域内侧拇趾趾关节前后处（图 3.12）

手法　一手持脚，另一手食指、中指弯曲成钳状夹住被施术者的足拇趾，以食指的侧缘固定在反射区位置上，以拇指在食指上定点加压。力度以反射区产生酸痛为宜。

按摩时间　3～5 次。

3.1.13　甲状旁腺

反射区位置　位于双脚脚掌内侧缘第一跖趾关节前方凹陷（图 3.13）

手法　一手握脚，另一手食指、中指弯曲呈钳状夹住被施术者的拇趾，以食指第二节指骨内侧固定反射区位置，以拇指在其上加压，定点按压。力度以反射区产生酸痛为宜。

按摩时间　3～5 次。

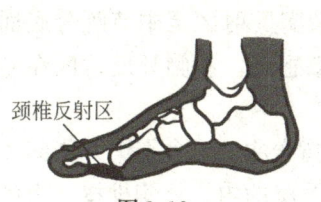
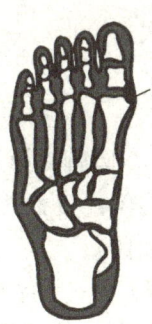

图 3.12　　　　　　　　图 3.13

3.1.14 甲状腺

反射区位置 位于双脚脚底拇趾与第二趾蹼处沿第一跖骨头向内呈L形带状（图3.14）。

手法 以拇指固定，食指弯曲呈镰刀状，以食指内侧缘施力，由下向上按摩。力度以反射区产生酸痛为宜。

按摩时间 3～5次。

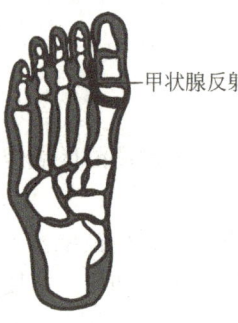 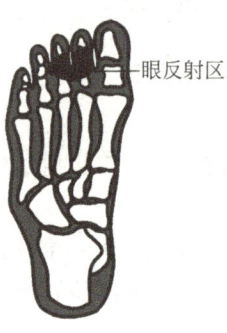

图3.14　　　　　　　　　图3.15

3.1.15 眼

反射区位置 位于双脚脚底第2趾、第3趾额窦反射区至中节趾骨的底面及两侧面。在趾根两侧与足底面的斜角处以及第2、3趾背侧趾间各有敏感点。右侧眼睛反射区在左脚，左侧眼睛反射区在右脚（图3.15）。

手法 以一手握脚，另一手半握拳，食指弯曲，以食指第一指间关节顶点施力，定点按压或用拇指端由脚趾向趾根方向及趾的内、外侧推按。力度以反射区产生酸痛为宜。

按摩时间 3～5次。

3.1.16 耳

反射区位置 位于双脚脚底第4、5趾额窦反射区至中节趾骨底面及内、外侧面。各趾根部两侧及第4、5趾根间背侧敏感点。右侧耳反射区在左脚，左侧耳反射区在右脚（图3.16）。

手法 以一手握脚，另一手半握拳，食指弯曲，以食指第一指间关节顶点施力，定点按压或用拇指端由脚趾向趾根方向及趾的内、外侧推按。力度以反射区产生酸痛为宜。

按摩时间 3～5次。

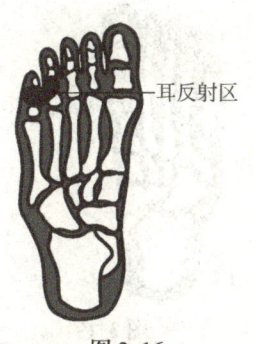
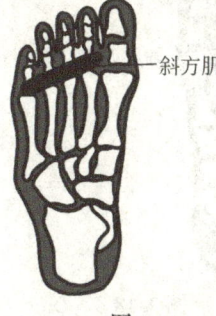

图3.16　　　　　　　　　图3.17

3.1.17　斜方肌

反射区位置　位于双脚脚底眼睛、耳反射区下一指，自甲状腺反射区至肩反射区之间，约一拇指宽的横带状（图3.17）。

手法　一手持脚，另一手半握拳，以食指第一指间关节顶点施力，由外侧（小趾一侧）向内侧按摩。力度以反射区产生酸痛为宜。

按摩时间　3～5次。

3.1.18　肺及支气管

反射区位置　位于双脚斜方肌反射区下方一拇指宽处。支气管敏感带自肺反射区的中部向第三脚趾延伸（图3.18）。

手法　一手握脚，另一手半握拳，食指弯曲，以食指第一指间关节顶点施力，沿肺反射区由内向外按摩，对支气管反射区用拇指指端施力。力度以反射区产生酸痛为宜。

按摩时间　3～5次。

3.1.19　心

反射区位置　位于左脚底第4跖骨与第5跖骨间，在肺反射区后方（向脚跟相反）（图3.19）。

手法　①轻手法：以拇指指腹自脚跟向脚趾方向推按；②中手法：以食指指间关节向脚趾方向推按；③重手法：一手握脚，另一手半握拳，食指弯曲，以食指第一指间关节顶点施力，定点按压。施术时先用轻手法，如患者能承受，再用中手法，如患者无异状，再用重手法。力度以反射区产生酸痛为宜。

按摩时间　3～5次。

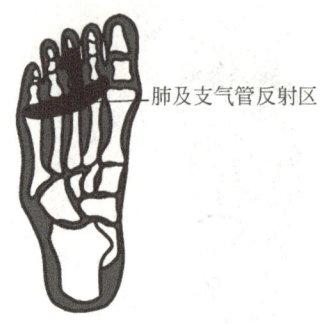 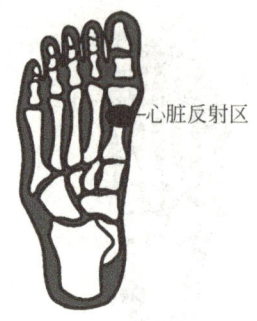

图 3.18　　　　　　　图 3.19

3.1.20　脾

反射区位置　位于左脚底第 4 跖骨与第 5 跖骨间，心脏反射区下一拇指处（图 3.20）。

手法　一手握脚，另一手半握拳，食指弯曲，以食指第一指间关节顶点施力，定点按压。力度以反射区产生酸痛为宜。

按摩时间　3～5 次。

3.1.21　胃

反射区位置　位于双脚脚掌第一跖趾关节后方，约一横指宽（图 3.21）。

手法　一手握脚，另一手半握拳，食指弯曲，以食指第一指间关节顶点施力，由脚趾向脚跟方向按摩。力度以反射区产生酸痛为宜。

按摩时间　3～5 次。

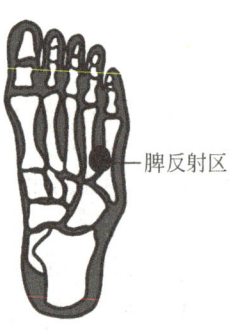 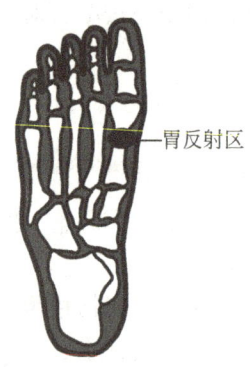

图 3.20　　　　　　　图 3.21

3.1.22　胰

反射区位置　位于双脚脚底第一跖趾关节，胃反射区与十二指肠反射区之间（图 3.22）。

手法 一手握脚，另一手半握拳，食指弯曲，以食指第一指间关节顶点施力由脚趾向脚跟方向按摩。力度以反射区产生酸痛为宜。

按摩时间 3~5次。

3.1.23 十二指肠

反射区位置 位于双足足底内侧缘第一跖趾关节前方，胰腺反射区后方（图3.23）。

手法 一手握脚，另一手半握拳，食指弯曲，以食指第一指间关节顶点施力由脚趾向脚跟方向按摩。力度以反射区产生酸痛为宜。

按摩时间 3~5次。

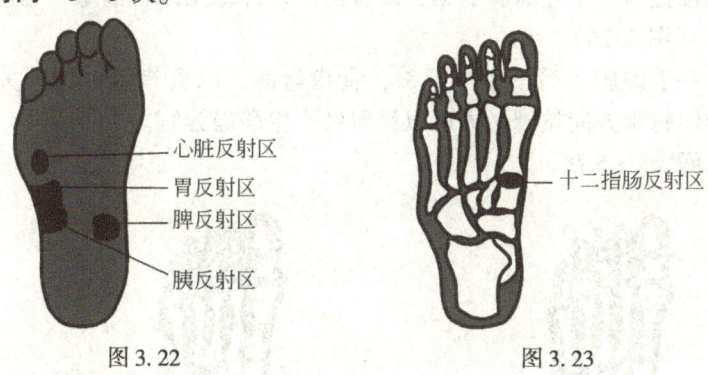

图 3.22　　　　　　　　　图 3.23

3.1.24 小肠

反射区位置 位于双脚脚掌中部凹入区域，被升结肠、降结肠、乙状结肠及直肠等反射区所包围（图3.24）。

手法 一手握脚，另一手半握拳，食指、中指弯曲，以食指和中指的第一指间关节顶点施力，由脚趾向脚跟方向按摩。力度以反射区产生酸痛为宜。

按摩时间 3~5次。

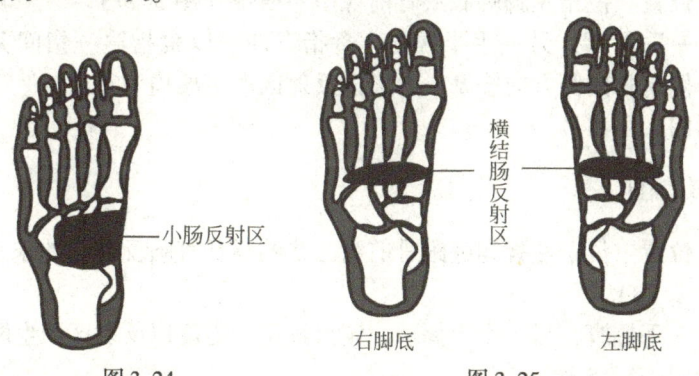

图 3.24　　　　　　　　　图 3.25

3.1.25 横结肠

反射区位置 位于双足足底中间,横越足掌成横带状(图3.25)。

手法 一手握脚,另一手半握拳,食指弯曲,以食指第一指间关节顶点施力,左脚由内侧向外侧按摩,而右脚由外侧向内侧按摩。力度以反射区产生酸痛为宜。

按摩时间 3~5次。

3.1.26 降结肠

反射区位置 位于左脚脚底第5跖骨沿骰骨外缘至跟骨前缘,与脚外侧平行的竖条状区(图3.26)。

手法 一手握脚,另一手半握拳,食指弯曲,以食指第一指间关节顶点施力,由脚趾向脚跟方向按摩。力度以反射区产生酸痛为宜。

按摩时间 3~5次。

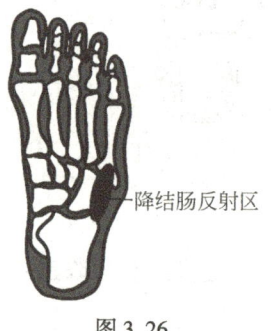

图3.26　　　　　　图3.27

3.1.27 乙状结肠及直肠

反射区位置 位于左脚脚底跟骨前缘呈一横带(图3.27)。

手法 一手握脚,另一手半握拳,食指弯曲,以食指第一指间关节顶点施力,由脚外侧向脚内侧方向按摩。力度以反射区产生酸痛为宜。

按摩时间 3~5次。

3.1.28 肛门

反射区位置 位于左脚脚底跟骨前缘乙状结肠及直肠反射区的末端,拇展肌外侧缘(图3.28)。

手法 一手握脚,另一手半握拳,定点按压。力度以反射区产生酸痛为宜。

按摩时间 3~5次。

3.1.29 肝

反射区位置 位于右脚脚底第4跖骨与第5跖骨间（图3.29）。

手法 一手握脚，另一手半握拳，食指弯曲，以食指第一指间关节顶点施力，向脚趾方向按摩。力度以反射区产生酸痛为宜。

按摩时间 3~5次。

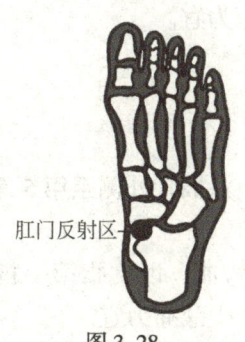

图3.28

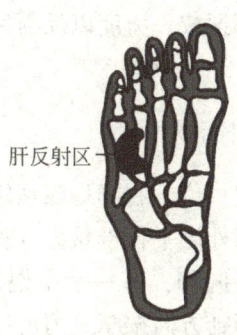

图3.29

3.1.30 胆囊

反射区位置 位于右脚脚底第4跖骨与第5跖骨间，肝脏反射区的内下方（图3.30）。

手法 一手握脚，另一手半握拳，食指弯曲，以食指第一指间关节顶点施力，定点向深部揉按。力度以反射区产生酸痛为宜。

按摩时间 3~5次。

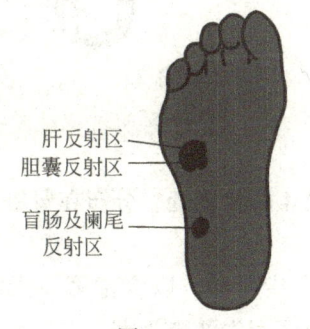

图3.30

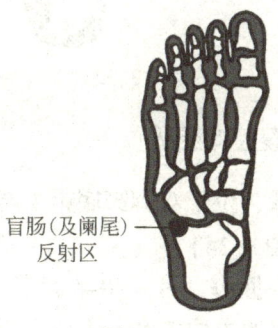

图3.31

3.1.31 盲肠（及阑尾）

反射区位置 位于右脚脚底跟骨前缘，第4、5趾间的垂直线上（图3.31）。

手法 一手握脚，另一手半握拳，食指弯曲，以食指第一指间关节顶点施力，定点向深部按摩。力度以反射区产生酸痛为宜。

按摩时间 3~5 次。

3.1.32 回盲肠

反射区位置 位于右脚脚底盲肠（及阑尾）反射区的远心端（图3.32）。

手法 一手握脚，另一手半握拳，食指弯曲，以食指第一指间关节顶点施力，定点向深部揉按。力度以反射区产生酸痛为宜。

按摩时间 3~5 次。

3.1.33 升结肠

反射区位置 位于右脚脚底从跟骨前缘，沿骰骨外侧至第5跖骨底，在小肠反射区外侧与脚外侧平行带状区（图3.33）。

手法 一手握脚，另一手半握拳，食指弯曲，以食指第一指间关节顶点施力，由脚跟向脚趾方向按摩。力度以反射区产生酸痛为宜。

按摩时间 3~5 次。

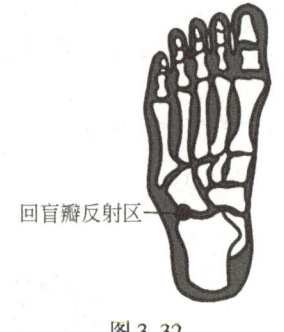
图 3.32

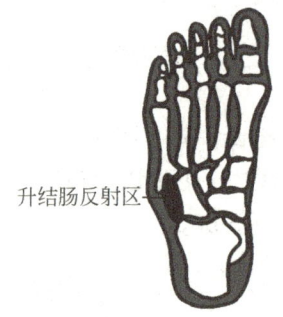
图 3.33

3.1.34 腹腔神经丛

反射区位置 位于双脚脚底第1至第4跖骨体处，分布在肾脏反射区附近的椭圆形区域（图3.34）。

手法 一手握脚，另一手半握拳，食指弯曲，以食指第一指间关节顶点施力，从足趾向足跟方向按摩。力度以反射区产生酸痛为宜。

按摩时间 3~5 次。

3.1.35 生殖腺

反射区位置 位置一：生殖腺反射区位于双脚脚掌足跟中央处；位置二：双

脚外踝后方跟骨腱前方的三角形区域（与前列腺或子宫反射区位置相对应），睾丸、卵巢的敏感点在三角形直角顶点附近（图3.35）。

手法　位置一：一手握脚，另一手半握拳，食指弯曲，以食指第一指间关节顶点施力按摩。位置二：以拇指固定，食指弯曲呈镰刀状，以食指内侧缘施力按摩或以拇指指腹施力按摩。力度以反射区产生酸痛为宜。

按摩时间　3~5次。

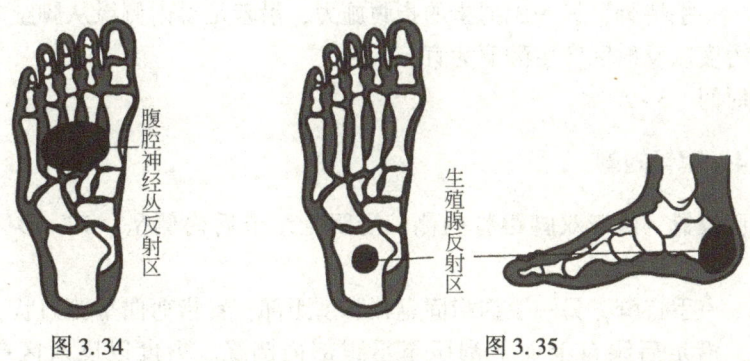

图3.34　　　　　　　　　图3.35

3.2　足内侧反射区定位及技术规范

3.2.1　胸椎

反射区位置　位于双脚足弓内侧缘，第1跖骨头下方到第1楔骨前（图3.36）。

手法　一手持脚，另一手拇指的指腹施力，沿着足弓内侧缘从脚趾向脚跟方向按摩。力度以反射区产生酸痛为宜。

按摩时间　3~5次。

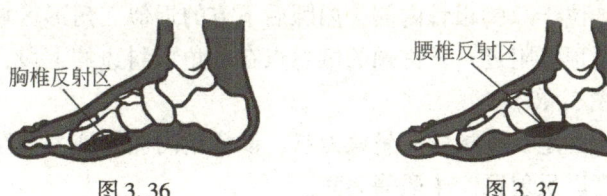

图3.36　　　　　　　　　图3.37

3.2.2　腰椎

反射区位置　位于双脚足弓内侧缘第1楔骨至舟骨、上接胸椎反射区，下连骶骨反射区（图3.37）。

手法　一手持脚，另一手拇指的指腹施力，沿着足弓内侧缘从脚趾向脚跟方向按摩。力度以反射区产生酸痛为宜。

按摩时间 3～5次。

3.2.3 骶骨

反射区位置 位于双脚足弓内侧缘，起于舟状骨后方经距骨下方到跟骨前缘（图3.38）。

手法 一手持脚，另一手拇指的指腹施力，沿着足弓内侧缘从脚趾向脚跟方向按摩。力度以反射区产生酸痛为宜。

按摩时间 3～5次。

3.2.4 尾骨内侧

反射区位置 位于双脚跟骨内侧，沿跟骨结节后内侧呈"L"形区域（图3.39）。

手法 一手持脚，另一手拇指固定在脚掌跟部，食指弯曲呈镰刀状，以食指侧缘施力，沿足后跟自上而下刮压至足跟部内侧缘。力度以反射区产生酸痛为宜。

按摩时间 3～5次。

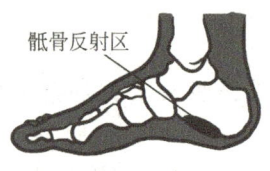

图3.38

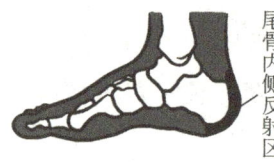

图3.39

3.2.5 前列腺或子宫

反射区位置 位于双脚跟骨内侧，内踝后下方的近似三角形区域。前列腺敏感点在三角形直角顶点附近，子宫颈的敏感点在三角形斜边的上段，尿道及阴道反射区的尽头（图3.40）。

手法 以拇指固定，食指弯曲呈镰刀状，以食指内侧缘施力按摩或以拇指指腹施力按摩。力度以反射区产生酸痛为宜。

按摩时间 3～5次。

3.2.6 尿道及阴道

反射区位置 位于双脚内侧，自膀胱反射区斜向后上方延伸经距骨止于内踝后下方（图3.41）。

手法 一手握脚，另一手拇指指腹施力，自膀胱反射区斜向上按摩。力度以反射区产生酸痛为宜。

按摩时间 3～5次。

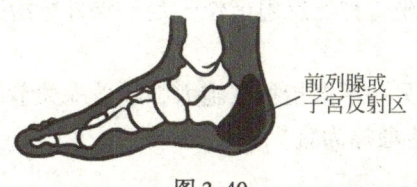

图 3.40

3.2.7 髋关节

反射区位置 位于双脚内踝及外踝下缘，呈弧形区域（图3.41）。

手法 一手持脚，另一手拇指指腹施力，沿着内踝、外踝下缘，向后推按。力度以反射区产生酸痛为宜。

按摩时间 3～5次。

3.2.8 直肠及肛门

反射区位置 位于双脚胫骨内侧，踝后沟内，从内踝后方向上延伸四横指的带状区域（图3.41）。

手法 一手握脚，另一手拇指指腹施力，从足跟向上推按。力度以反射区产生酸痛为宜。

按摩时间 3～5次。

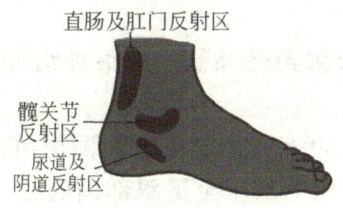

图 3.41

3.2.9 腹股沟

反射区位置 位于双脚内踝尖上方二横指、胫骨内侧凹陷处（图3.42）。

手法 一手握脚，另一手拇指指腹施力。力度以反射区产生酸痛为宜。

按摩时间 3～5次。

3.2.10 坐骨神经

反射区位置 内侧坐骨神经反射区位于双足足内踝关节后方，沿胫骨后缘上行至胫骨内髁下；外侧坐骨神经反射区位于足外踝外缘沿腓骨前侧上至腓骨小头处（图3.43）。

手法 一手握脚，另一手拇指指腹施力，顺着踝关节向上推按（用力不要太大）。力度以反射区产生酸痛为宜。

按摩时间 3～5次。

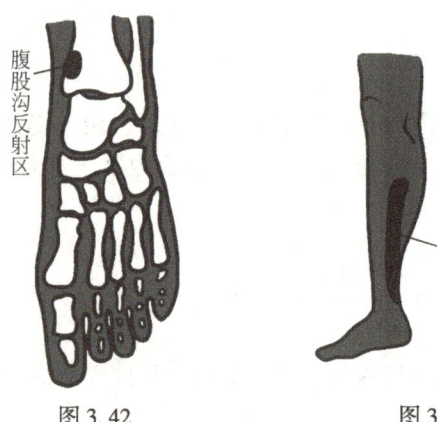

图3.42　　　　　　　图3.43

3.3　足外侧反射区定位及操作规范

3.3.1　尾骨外侧

反射区位置 位于双脚跟骨外侧，沿跟骨结节后外侧呈L形区域（图3.44）。

手法 一手持脚，另一手拇指固定在脚掌跟部，食指弯曲呈镰刀状，以食指侧缘施力，沿足后跟自上而下刮压至足跟部内侧缘。力度以反射区产生酸痛为宜。

按摩时间 3～5次。

3.3.2　下腹部

反射区位置 位于双脚腓骨外后方，自外踝向上延伸四横指的带状区域，与脚内侧的直肠及肛门反射区相对应（图3.45）。

手法 一手握脚，另一手拇指指腹施力，自踝骨后方向上推按。力度以反射区产生酸痛为宜。

按摩时间 3~5次。

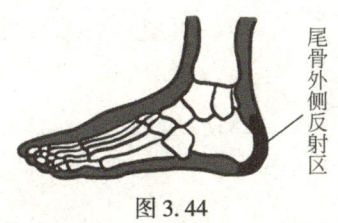

图3.44

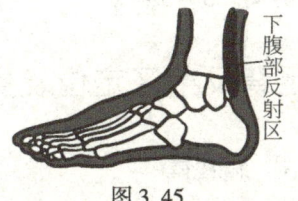

图3.45

3.3.3 膝

反射区位置 位于双脚外侧跟骨前缘，骰骨、距骨下方形成的半圆形凹陷处（图3.46）。

手法 一手持脚，另一手半握拳，食指弯曲，用食指第一指间关节顶点施力，环绕反射区的半月形周边按摩。力度以反射区产生酸痛为宜。

按摩时间 3~5次。

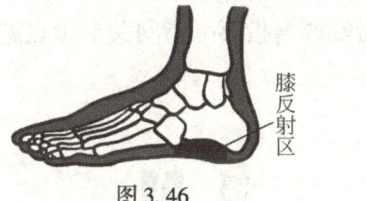

图3.46

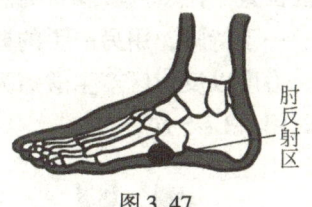

图3.47

3.3.4 肘

反射区位置 位于双脚外侧第5跖骨粗隆前后凹陷处（图3.47）。

手法 一手持脚，另一手半握拳，食（中）指弯曲，用食（中）指第一指间关节顶点施力按压。力度以反射区产生酸痛为宜。

按摩时间 3~5次。

3.3.5 肩

反射区位置 位于双脚外侧第5跖趾关节后方凹陷处（图3.48）。

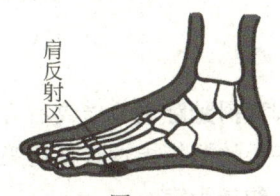

图3.48

手法 一手持脚，另一手半握拳，食指弯曲，用食指第一指间关节顶点施力按压。力度以反射区产生酸痛为宜。

按摩时间 3~5次。

3.4 足背反射区定位及操作规范

3.4.1 肩胛骨

反射区位置 位于双脚脚背第4、5跖骨间，延伸到骰骨处稍向两侧分开的带状区域（图3.49）。

手法 双手拇指指腹沿着脚趾向脚背方向推按至跖骨处向左右分开。力度以反射区产生酸痛为宜。

按摩时间 3~5次。

3.4.2 上颌

反射区位置 位于双脚脚背拇趾趾关节横纹前方的带状区域（图3.50）。

手法 一手持脚，用另一手的拇指指端或食指第一指间关节顶点施力，由内向外按摩。力度以反射区产生酸痛为宜。

按摩时间 3~5次。

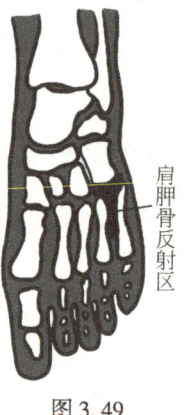

图3.49

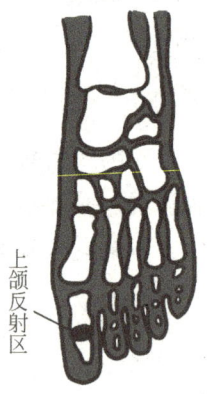

图3.50

3.4.3 下颌

反射区位置 位于双脚脚背拇趾趾关节横纹后方的带状区域（图3.51）。

手法 一手持脚，用另一手的拇指指端或食指第一指间关节顶点施力，由内向外按摩。力度以反射区产生酸痛为宜。

按摩时间　3～5次。

3.4.4　扁桃腺

反射区位置　位于双脚脚背拇趾近节趾骨，拇长伸肌的左右两侧。（图3.52）。

手法　以双手拇指指端同时施力。

按摩时间　3～5次。

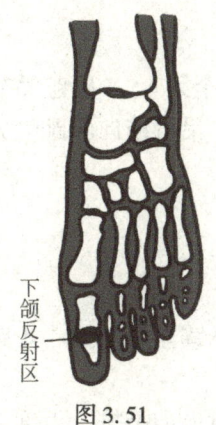

图3.51

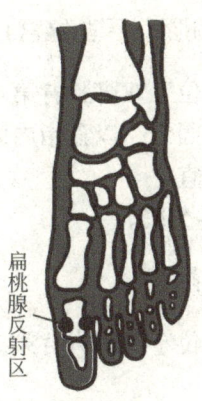

图3.52

3.4.5　喉与气管及食管

反射区位置　位于双脚脚背第一、二跖趾关节处（图3.53）。

手法　以拇指固定，以食指内侧缘施力，自关节处向趾间按摩。力度以反射区产生酸痛为宜。

按摩时间　3～5次。

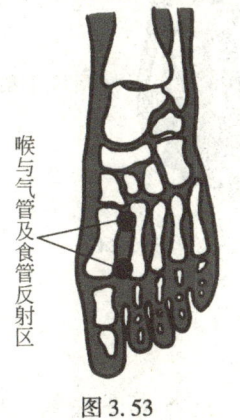

图3.53

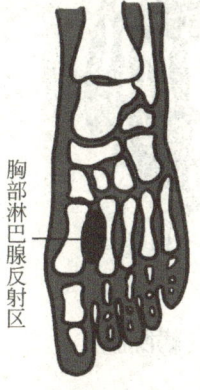

图3.54

3.4.6 胸部淋巴结

反射区位置　位于双脚脚背第1、2跖骨之间，延伸至第1、2趾蹼处（图3.54）。

手法　以拇指固定，以食指内侧缘施力，沿骨缝向脚趾尖方向按摩。力度以反射区产生酸痛为宜。

按摩时间　3~5次。

3.4.7 内耳迷路（平衡器官）

反射区位置　位于双脚脚背第4、5趾蹼至第4、5跖趾关节间（图3.55）。

手法　以拇指固定，以食指内侧缘施力，沿骨缝向脚趾尖方向按摩。力度以反射区产生酸痛为宜。

按摩时间　3~5次。

3.4.8 胸（乳房）

反射区位置　位于双脚脚背第2、3、4趾蹼至第2、3、4跖骨底的似圆形区域（图3.56）。

手法　双手拇指指腹施力，自脚趾向脚背方向推按。力度以反射区产生酸痛为宜。

按摩时间　3~5次。

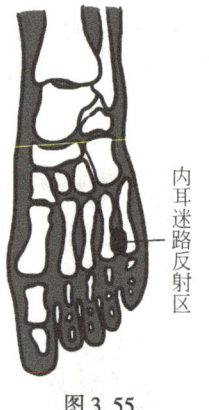

图3.55

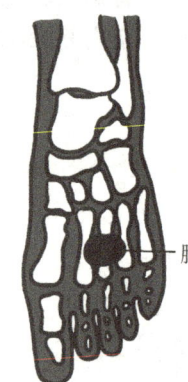

图3.56

3.4.9 膈（横膈膜）

反射区位置　位于双脚脚背第1、2、3、4、5跖骨底部，与楔骨、骰骨之间，横跨脚背的带状区域（图3.57）。

手法 双手食指弯曲呈镰刀状，以两手食指内侧缘同时实施力，自脚背中央向两侧刮按。力度以反射区产生酸痛为宜。

按摩时间 3～5次。

3.4.10 肋骨

反射区位置 内侧肋骨反射区位于脚背第1、2楔骨与舟骨之间；外侧肋骨反射区在骰骨、舟骨和距骨间。（图3.58）。

手法 以一手握脚，另一手半握拳，食指弯曲，以食指第一指间关节顶点施力，定点按压。力度以反射区产生酸痛为宜。

按摩时间 3～5次。

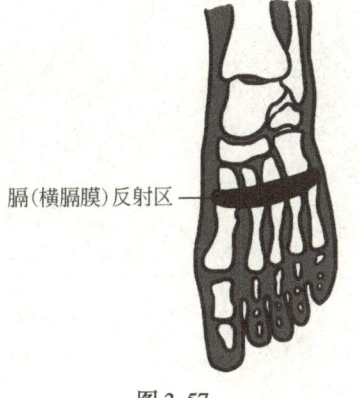

图3.57

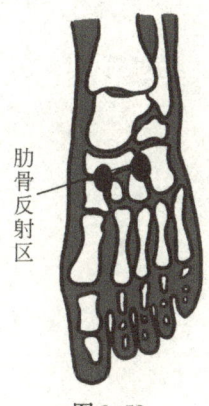

图3.58

3.4.11 上身淋巴结

反射区位置 位于双脚外踝与腓骨、距骨间形成的凹陷部位（图3.59）。

手法 以一手握脚，另一手半握拳，食指弯曲，以食指第一指间关节顶点施力，定点按压。力度以反射区产生酸痛为宜。

按摩时间 3～5次。

3.4.12 下身淋巴结

反射区位置 位于双脚内踝与胫骨前肌肌腱形成的凹陷部位（图3.60）。

手法 以一手握脚，另一手半握拳，食指弯曲，以食指第一指间关节顶点施力，定点按压。力度以反射区产生酸痛为宜。

按摩时间 3～5次。

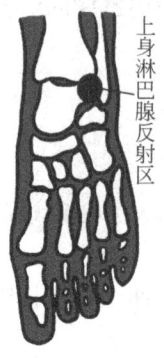

图 3.59　　　　　图 3.60

4 足疗操作规程

4.1 足浴操作规范

4.1.1 施术前准备

(1) 环境要求
应保持环境安静，清洁卫生，温度适宜。

(2) 备药
1) 药物选择：宜选用植物类药，部分情况可选用动物类药和矿石类药。
2) 剂型选择：可选用药浴散剂和液剂。药浴散剂和液剂制备。
3) 药量：药浴散剂单次用量不宜低于 150g，药浴液剂单次用量不低于 700ml。
4) 储存：药浴散剂和液剂宜置于阴凉干燥处。

(3) 足浴器具
选用木质、不锈钢、亚克力、陶瓷等材料，应具有安全、保温、光滑、无毒、不易碎的特性器具。

4.1.2 施术方法

(1) 调水
1) 用水要求：宜选用自来水、纯净水或泉水，用符合 GB 5749-2006 生活应用水卫生标准的规定。
2) 水温：38~45℃，如属于特殊体质或患有疾病者宜选择与之适应的温度。
3) 水量：浸洗法，水量宜为洗浴容器的 2/3；淋洗法，水量宜不低于 4000ml；擦洗法，水量宜不低于 3000ml。

(2) 加药
将制备好的药袋或药浴液调入洗浴用水中。

(3) 入浴
受术者宜清洗双足后，使受术部位的一部分慢慢接触药浴液。

(4) 洗浴
时间宜在 20~40 分钟以内。

（5）出浴

用38～45℃的清水冲洗双足1～3遍，以洗掉残留的药浴液为度。用柔软浴巾将身体擦干。

4.1.3 施术后处理

适量饮水、休息，避免受风寒。清洁和消毒药浴后的器具。

4.1.4 注意事项

1）饭前30分钟、饭后1h内，醉酒、过饥、过饱、过渴、极度疲劳等状态下不宜药浴。

2）药浴频度不宜过高，每周不宜超过3次。

3）药浴后不宜立即站起。

4）用辛温发汗类药物和经常药浴者，宜适当减少药浴时间。

5）严重心脑血管疾病、肝肾功能不全患者慎用。

6）皮肤病患者慎用。

7）结核、骨髓炎患者不宜药浴。

4.1.5 禁忌

1）皮肤有溃破或创口者，局部禁用。

2）对药浴液皮肤过敏者。

3）出凝血功能障碍患者。

4）严重肺系疾病患者。

5）妊娠期和月经期。

4.2 足底按摩操作规范

4.2.1 足反射按摩法操作

1）用拇指或食指第一指间关节或按摩棒根据后文的处方，按摩处方中的反射区，力度以使反射区产生酸痛为度，每个反射区按摩30～70次，病变反射区可按摩5分钟（如胃病处方中胃反射区就是病变反射区）。

2）双足有人体全部的反射区，当发生不适时，也可只按摩病变器官反射区。

3）每天按摩1次或2次，也可每3天按摩1次。15～30次为一疗程，疗程间可不休息。

4）按摩顺序：从左脚开始，按脚底→脚内侧→脚外侧→脚背，然后按上面的顺序按摩右脚反射区。

详细顺序：左脚：肾上腺→肾→输尿管→膀胱→额窦（右侧）→垂体→小脑及脑干（右侧）→三叉神经（右侧）→鼻（右侧）→头部（大脑）（右侧）→颈项（右侧）→颈椎→甲状旁腺→甲状腺→眼（右侧）→耳（右侧）→斜方肌→肺及支气管→心→脾→胃→胰→十二指肠→小肠→横结肠→降结肠→乙状结肠及直肠→肛门→腹腔神经丛→生殖腺→上肢→下肢→胸椎→腰椎→骶骨→尾骨内侧→前列腺或子宫→尿道及阴道→内侧髋关节→直肠及肛门→腹股沟→内侧坐骨神经→尾骨外侧→生殖腺→外侧髋关节→下腹部→外侧坐骨神经→膝→肘→肩→肩胛骨→上颌→下颌→扁桃腺→喉、气管及食管→胸部淋巴结→内耳迷路→胸→横膈膜→肋骨→上身淋巴结→下身淋巴结→肾→输尿管→膀胱。

右脚：肾上腺→肾→输尿管→膀胱→额窦（左侧）→垂体→小脑及脑干（左侧）→三叉神经（左侧）→鼻（左侧）→头部（大脑）（左侧）→颈项（左侧）→颈椎→甲状旁腺→甲状腺→眼（左侧）→耳（左侧）→斜方肌→肺及支气管→胃→胰→十二指肠→小肠→肝→胆囊→盲肠（阑尾）→回盲瓣→升结肠→横结肠→腹腔神经丛→生殖腺→上肢→下肢→胸椎→腰椎→骶骨→尾骨内侧→前列腺或子宫→尿道及阴道→内侧髋关节→直肠及肛门→腹股沟→内侧坐骨神经→尾骨外侧→生殖腺→外侧髋关节→下腹部→外侧坐骨神经→膝→肘→肩→肩胛骨→上颌→下颌→扁桃腺→喉、气管及食管→胸部淋巴结→内耳迷路→胸→横膈膜→肋骨→上身淋巴结→下身淋巴结→肾→输尿管→膀胱（图4.1）。

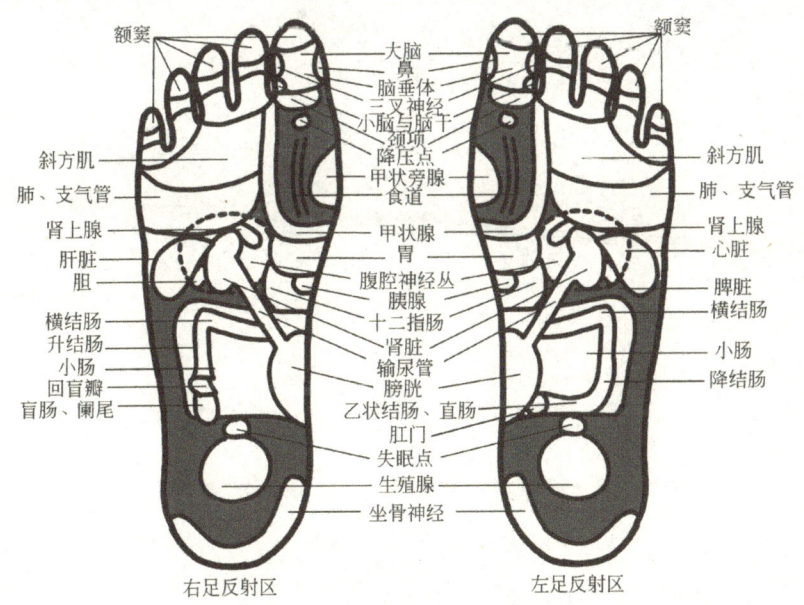

图 4.1

4.2.2　足底按摩常用简单的方法

1）单食指扣拳法：食指关节弯曲，其余四指握拳，拇指固定在中指上顶住弯曲的食指。

2）双指钳法：食指、中指弯曲成钳状，钳住脚趾间穴位，压在穴位上。

3）双指拳法：用手握拳，中指食指弯曲，关节凸出，以凸出的关节着力，以手腕施力。

4）拇指握推法：拇指与四指分开，用拇指指腹为着力点，以手腕手掌施力。

5）扣指法：拇指与四指分开呈圆弧状，四指为固定点，拇指指尖施力。

5 足疗技术的适应证与禁忌证

5.1 适应证

每一种疗法都有一定的适用范围，足部疗法也不例外，足疗技术的适应证十分广泛，凡内科、儿科、妇科、伤外科、皮肤科和五官科等各科诸多疾病均可治疗，对各科常见多发病和部分疑难病证，都有较好的疗效。

5.1.1 内科疾病

1）呼吸系统疾病：如急性上呼吸道感染、慢性支气管炎、支气管哮喘、肺炎、急性扁桃体炎等。

2）循环系统疾病：如高血压、低血压、冠心病、心脏病、贫血、心绞痛、下肢静脉曲张等。

3）消化系统疾病：如慢性胃炎、胃与十二指肠溃疡、慢性结肠炎、慢性肝炎、肝硬化、胆囊炎、胆结石、痔疮等。

4）泌尿系统疾病：如慢性肾小球肾炎、泌尿系结石等。

5）代谢及内分泌系统疾病：如糖尿病、肥胖病、甲状腺功能亢进症等。

6）神经系统疾病：如脑动脉硬化症、脑血管意外后遗症、三叉神经痛、坐骨神经痛、神经衰弱、癫痫、焦虑症等。

5.1.2 妇科疾病

月经不调、痛经、闭经、功能性子宫出血、带下病、盆腔炎、更年期综合征、不孕症、性冷淡症等。

5.1.3 皮肤科疾病

痤疮、黄褐斑、脂溢性脱发、白发、湿疹、神经性皮炎、牛皮癣、斑秃、带状疱疹等。

5.1.4 伤科疾病

肩周炎、颈椎病、慢性腰肌劳损、退行性脊柱/膝关节炎、腰椎间盘突出症等。

5.1.5 眼科疾病

老年性白内障、开角型青光眼、近视眼、迎风落泪、老花眼等。

5.1.6 耳鼻咽喉口腔疾病

慢性鼻炎、鼻窦炎、慢性咽炎、口疮、耳鸣、中耳炎、牙痛等。

5.1.7 肿瘤科疾病

乳腺癌、肿瘤放疗与化疗反应等。

5.1.8 男性疾病

遗精、阳痿、早泄、前列腺炎、前列腺增生、睾丸炎、附睾炎、男子不孕症等。

5.1.9 儿科疾病

小儿厌食症、小儿遗尿、小儿惊风、小儿营养不良等。

5.1.10 老年疾病

冠状动脉硬化、帕金森症、中风后遗症、半身不遂等。

5.2 禁忌证

足疗技术虽然治疗范围广泛，疗效好，副作用低，但也不能包治百病，对于某些疾病或某种情况下是不宜适用的。一般来说，病势较为急迫，病情较重或患者机体虚弱，承受不了足疗所致的疼痛，发热等反应，就不宜使用，或在其他治疗后，再进行足疗技术作为辅助治疗手段。

1）对急性传染性疾病或炎症急性期不宜单独采用。

2）严重器质性疾病、重度贫血症及严重心脏病、癌症晚期者不宜使用。

3）叩刺后容易引起出血的疾病，如血友病、血小板减少性紫癜、过敏性紫癜应禁用。有内脏出血，如咯血、吐血、呕血、尿血、便血和外伤性大出血疾病，应避免叩刺出血部位，以防叩刺后加重出血。

4）各种骨折，在未经整复固定之前或整复固定之后骨痂未形成时，避免在患部叩刺，可在患部附近轻手法叩刺。

5）妇女怀孕期应慎用，有习惯性流产史的孕妇尤应慎用。

6）各种皮肤病、疖肿、疮疡，应避开患部叩刺，以免病势扩散。

6 足疗技术的优势和注意事项

6.1 足疗技术的优势

6.1.1 安全有效

长期临床实践证明，安全有效是足部按摩疗法的最大优点。这一疗法不用打针吃药，无创伤性，无任何副作用，有病治病，无病可以强身，完全符合当今医学界推崇"无创伤医学"和"自然疗法"的要求。足部按摩疗法可以预防和治疗上百种疾病，如头痛、牙痛、急性腰扭伤、岔气、腹泻等，往往只需按摩一次，就可手到病除。至于许多慢性疑难杂症，如糖尿病、高血压、失眠、前列腺增生等，只要有恒心坚持按摩，也多有奇效。

6.1.2 作用迅速

足部按摩疗法能迅速将郁积在体内的毒素排出体外，使患者早日康复。因此，作用迅速也是足部按摩疗法的一大特点之一。在患者足部的反射区上，经常可以找到相应脏腑病变所产生的毒素沉积的硬块。初步研究表明，这种沉积物是由尿酸晶体和其他毒素长期沉积而形成的，它严重地影响着人体的血液循环，从而影响了相应脏器的功能和人体的健康。足部按摩相应反射区能把这种沉积的毒素通过泌尿系统和消化系统排出到体外，也可以通过皮肤出汗排出。毒素排出后，人体内的血液循环功能迅速平复正常，病变的器官也可以得到充分的营养而迅速恢复正常，从而迅速恢复人体健康。

6.1.3 经济实用

目前，我国的经济还不很发达，许多地区的医疗条件尚不完善，尤其是边远地区和农村，甚至存在缺医少药的情况。患者到医院看病，不但手续繁琐，耗时更多；而且检查费、药费、手术费等也都很昂贵。不论是发达国家，还是发展中国家，医疗费对于家庭和社会来说都是一笔沉重的负担。足部按摩疗法既不必服用药物，也不必备有医疗器械，只要一支按摩棒或一双手就可以防病治病了。因此，学会足部按摩疗法，可以极大地节约医疗开支，节省许多宝贵时间，真是省时省钱又实用。

6.1.4 简便直观

足疗法不需任何药物和器械，也不讲究治疗场所，只凭视觉、嗅觉和痛觉，就可以直接从足部穴位或反射区得知各脏腑、组织、器官的生理病理变化，及时进行诊断，治疗时用双手或简单的按摩工具，甚至用我们日常生活中的一些器具，如钢笔、筷子、硬币、钥匙等都可以施术治疗，每日利用空余时间，按照书上所提供的处方，自我按摩或互相按摩30分钟，就可以达到防病治病的目的，在按摩的同时，还可以看书、看电视、谈话、做手工活。相对于我们现行的某些常规诊疗方法来说，足部按摩应该说是更简单、更直观、更易行。

6.1.5 易于推广

足部按摩疗法是一种无针、无药、无创伤、无副作用的物理疗法，是一种标本兼治的全身治疗方法。尤其是对一些慢性病和痛症的治疗，能显示出其独特的疗效。不但不受时间、地点、环境、条件的限制，而且具有易学、易掌握、易操作、方便灵活、见效快的优点。足部反射区及穴位立体感明显、接受刺激面大、产生的生物功能多、向体内传导的信息量大。因此，足部按摩疗法适合社会各阶层人士学习、掌握和应用，非常容易推广和普及。

6.1.6 早期诊断

早期诊断出人体的疾病，对保持身体健康来说是一个非常重要的环节。生活在天地间的人时刻受到自然界的影响、社会生活的影响，因而身体健康状况也是不断变化着的。目前多数的医疗检查手段和方法，只当人体不适有明显症状或反应时才能作出诊断。即使这样，有时也有误差。如冠心病在不发作时，其心电图往往也无异常变化。有很多疾病一旦被现代手段检查出来时，往往已是中、晚期，治疗难度也就很大了。因此，寻求疾病早期诊断、早期治疗，防患于未然，使机体保持旺盛的生命力，是目前医学发展的大趋势。足部按摩疗法正符合这个大趋势。当人们感觉机体稍有不适或精神不振时，足部反射区或穴位就会有反应。我们通过对足部进行观察、触摸、按压等诊断方法，就能发现足的形态与皮肤颜色有变化，触摸到皮下的沙粒状、包块状或条索状硬结，按压时就会有疼痛的感觉，这将疾病消灭在萌芽状态，是一些现代医学手段目前尚望尘莫及的。

6.2 足疗技术注意事项

1）饭后一小时内，不能进行足疗按摩，否则会造成胃肠不适。

2）足疗按摩前，应检查心脏反射区，以确定对病人用力的标准。

3）足疗按摩后30分钟内，要饮用温开水300~500ml。

4）足部有外伤、疮疖时，应避开或另选相似或相关对称的同名反射区代替。初次足疗按摩造成部位淤血或红肿，可搽红花酒精。

5）如遇严重烧伤、外伤、骨折、胃肠穿孔、大出血、寄生虫、毒蛇、肺结核活动期、心肌梗死急性期等患者，不能进行足疗按摩，待病情稳定后可配合医师作辅助治疗。

6）女性妊娠期慎用本法，月经期间禁止按摩刺激生殖腺反射区。

7）足疗按摩后，要注意双足保温，（尤其冬天）夏天勿直对按摩的双足开风扇，不可在按摩后立即接触凉水。

8）要求患者在治疗期间，要做到两配合：一是要穿宽松的衣服，系宽松的腰带，穿宽松的鞋子，不要穿高跟鞋，穿透气的袜子，使脚处于自然放松的状态中；二是多吃维生素类的食物。

9）对一些棘手的疑难病症的按摩，特别要重视对患者头部反射区的按摩。实践证明，凡是这样实施了的效果都较好。

10）有些疑难病症，在治疗中会出现"马鞍形"或"驼峰形"疗效，应坚持治疗，就会达到预期目的。

11）对病人态度要和蔼可亲、热情、耐心、体贴，让患者处在一个心情愉快的治疗环境中。

12）实施足疗治病，患者要有信心、恒心、耐心，这是治疗任何疾病的前提。

13）治疗期间要停止服用消炎药、镇静药，但治疗心血管的药仍需服用。

14）避免在皮下组织少的部位，施以重按，以免造成肿胀；小孩、老人，只用拇指、食指、采用捏、按手法，禁止强刺激。

15）慢性病、疑难病症患者接受足疗按摩，应告诉患者有时因体质差异，要经过10次以上治疗才能出现疗效。

16）对炎症病人，不可忽视对其淋巴结、肾上腺、甲状腺等反射区的按摩，因为这样可以调动人体的免疫功能。

17）长期服药的患者，接受足疗效果较慢，需持之以恒。

18）每次按摩后，施术者不能直接用冷水洗手，否则易造成关节炎，应在数分钟后用温水洗净。每月用药水洗手一次可以预防关节炎。（洗手药方：木瓜9g、细辛6g、生地9g、红花9g、骨碎补9g、苏木9g、泽泻9g、当归9g、生姜一块。用法：水煎外洗浸泡20分钟。）

附　足底按摩一支歌

　　　　检查心脏三部曲，先轻后重有次序；
　　　　排泄两点加一线，开始结束各三遍；
　　　　脚趾头，多揉揉，失眠头痛不用愁；
　　　　二三趾间是眼睛，四五趾间是耳朵，左脚管右右管左；
　　　　肺部刮横线，气管刮竖线，消炎止喘肾上腺；
　　　　消化三点成一线，小肠刮到一大片，大肠围着小肠转；
　　　　妇科注意三大片，内侧子宫外卵巢，足背中央是乳腺；
　　　　如有前列腺肥大，每天按摩内踝下；
　　　　脊椎似弓一条线，从前向后按三遍；
　　　　肩、肘、膝在外沿，每次按摩用拳尖；
　　　　坐骨神经痛，刮按后跟得轻松；
　　　　抗癌生力军，脾脏加胸腺，加强淋巴结，少吃消炎片；
　　　　熟记足底歌，得到好处多。

下篇 足疗技术的临床应用

7 感冒

7.1 感冒概述

7.1.1 概念

感冒，总体上分为普通感冒和流行感冒。普通感冒，祖国医学称"伤风"，是由多种病毒引起的一种呼吸道常见病，其中30%~50%是由某种血清型的鼻病毒引起，普通感冒虽多发于初冬，但任何季节，如春天、夏天也可发生，不同季节感冒的致病病毒并非完全一样。流行性感冒，是由流感病毒引起的急性呼吸道传染病。病毒存在于病人的呼吸道中，在病人咳嗽、打喷嚏时经飞沫传染给别人。流感的传染性很强，由于这种病毒容易变异，即使是患过流感的人，当下次再遇上流感流行，他仍然会感染，所以流感容易引起暴发性流行。一般在冬春季流行的机会较多，每次可能有20%~40%的人会传染上流感。

7.1.2 病因病机

(1) 中医病因病机

感冒的病位在肺卫；基本病机为六淫入侵，卫表不和，肺气失宣。因病邪在外、在表，故尤以卫表不和为主。病理性质属表实证，但有寒热之分。若感受风寒湿邪，则皮毛闭塞，邪郁于肺，肺气失宣；感受风热暑燥，则皮毛疏泄不畅，邪热犯肺，肺失清肃。如感受时行病毒则病情多重，甚或有变生他病者。在病程中且可见寒与热的转化或错杂。

(2) 西医病因病机

感冒有70%~80%由病毒引起，主要有流感病毒（甲、乙、丙），副流感病毒，呼吸道合胞病毒，腺病毒，鼻病毒，埃可病毒，柯萨奇病毒，麻疹病毒，风疹病毒。细菌感染可直接或继病毒感染之后发生，以溶血性链球菌为多见，其次为流感嗜血杆菌，肺炎球菌和葡萄球菌等，偶见革兰阴性杆菌，其感染的主要表现为鼻炎，咽喉炎或扁桃腺炎。当有受凉、淋雨、过度疲劳等诱发因素，使全身或呼吸道局部防御功能降低时，原已存在于上呼吸道或从外界侵入的病毒或细菌可迅速繁殖，引起发病，尤其是老幼体弱或有慢性呼吸道疾病如鼻旁窦炎、扁桃体炎者，更易罹病。鼻腔及咽黏膜充血，水肿，上皮细胞破坏，少量单核细胞浸润,有浆液性及黏液性炎性渗出,继发细菌感染后,有中性粒细胞浸润,大量脓性分泌物。

7.1.3 临床表现

(1) 普通感冒

起病急,有鼻塞、打喷嚏、流大量清鼻涕,2~3天后变为黏稠黄色的脓性鼻涕,可伴有咽干或咽痛、声音嘶哑和轻度咳嗽、不发热或低热。全身症状轻,有轻度乏力、头痛、背部及四肢酸痛。幼儿患病后症状较重,可出现高热及惊厥。外周血白细胞数正常或轻度减低。一般3、4日后可自愈。并发症有口唇疱疹及继发细菌感染,可发生细菌性气管炎、支气管炎、鼻窦炎及中耳炎等。并发症以儿童和年老体弱者较易发生。不少传染病如麻疹、风疹、百日咳、流行性脑脊髓膜炎等,常以感冒作为前驱症状,故必须注意鉴别,以免误诊。还需要和流感鉴别,流感起病急,高热,全身中毒症状较重,而上呼吸道症状较轻,传播快,几天内可有许多人相继发病。

(2) 病毒性咽炎

临床可分为急、慢性二型,以急性型较多见。急性型起病急,先在咽和口腔黏膜、扁桃体和口角等处出现针尖大小的疱疹,呈圆形或椭圆形,孤立或丛集在一起,很快破裂形成浅溃疡,表面覆盖有淡黄色假膜,周围黏膜呈鲜红色,伴有畏寒、发热、咽部灼热疼痛。婴幼儿哭闹不安,拒饮食,颌下淋巴结肿大并有压痛。慢性型多见于成年人,咽及口腔黏膜出现少数疱疹,破溃后覆有灰白色假膜,四周黏膜淡红,此愈彼起,持续甚久。咽部及口腔微感灼热疼痛,无明显症状。

(3) 疱疹性咽炎

该病主要表现为急骤发热,可持续高热或反复高热,年龄大的小儿常诉咽痛,吞咽时尤甚,有时诉头痛、腹痛或肌痛;婴幼儿则表现为烦躁不安、拒食、流涎、呕吐等。多数患儿没有咳嗽、流鼻涕等症状。部分患儿可出现颌下淋巴结肿大或压痛,血常规检查大多是血细胞计数正常或略低。

(4) 扁桃体炎

症见发热畏寒,咽痛,咳嗽,吞咽困难,口渴引饮,或高热不退,伴同侧耳痛,干咳,或伴手足心热,或气短,腰酸,或喉核及四周发红,或喉核上有黄白色脓栓挤出。

7.1.4 临床诊断

(1) 西医诊断

根据病史、流行情况、鼻咽部发炎的症状和体征,结合周围血象和胸部X线检查可作出临床诊断。进行细菌培养和病毒分离,或病毒血清学检查、免疫荧光法、酶联免疫吸附检测法、血凝抑制试验等,可确定病因诊断。

1) 初起以卫表及鼻咽症状为主,可见恶风恶寒、鼻塞、流涕、多嚏、咽痒、咽痛、周身酸楚不适等,或有发热。

2) 时行感冒多呈流行性,在同一时期发病人数剧增,且病症相似,多突然起病,恶寒、发热(多为高热)、周身酸痛、疲乏无力,病情一般较普通感冒为重。

3) 病程一般3~7日,普通感冒一般不传变,时行感冒少数可传变入里,变生他病。

4) 四季皆可发病,而以冬、春两季为多。

(2) 中医诊断

1) 两个区域性症状

全身性症状:恶寒发热,头痛、身痛或腰背酸痛,有汗或无汗,脉浮,舌苔薄白等。

局部性症状:咳嗽,流涕,喷嚏,鼻塞,咽痛,声重,声哑,纳差,恶心等。

2) 五个系列症状

卫表系列:恶寒发热或暂不发热,头痛,身困,有汗或无汗,脉浮,舌苔薄白。

肺卫系列:恶寒发热,有汗或无汗,咳嗽,喷嚏,鼻塞,流涕,咽痛,脉浮数,舌苔薄黄。

太阳经系列:恶寒发热,头痛,项背不适,身痛,无汗,腰背酸痛,脉浮紧,舌苔薄白。

胃肠系列:恶寒发热,恶心,口苦,呕吐,腹痛,腹泻,脉浮滑,舌苔偏腻,色白或黄。

混合系列:恶寒发热,头痛,身痛,咳嗽,咽痛,呕吐,腹痛,腹泻,脉浮滑数,舌苔白干。

凡具备前4个系列中任何一个系列症状者,即可诊断为感冒。局部症状与全身症状均见者,即符合混合系列症状者,可诊为时行感冒。

3) 中医证型诊断

风热感冒:主要表现为发热重,恶寒轻,头痛,鼻塞涕浊,口干而渴,咽喉红肿疼痛,或咳嗽,痰黄而黏稠,舌苔薄白或兼微黄,脉浮数。

风寒感冒:主要表现为畏寒重,发热轻,头项强痛,肢体酸痛,口不渴,无汗,舌苔薄白,脉浮紧或浮缓。

疫毒感冒:主要表现为恶寒发热,颜面潮红,头身重痛,肢节酸痛,恶心呕吐,咽喉疼痛,咳嗽气促,神识昏蒙,烦躁口渴,舌红,苔黄燥,脉浮数。

7.2 足疗技术在感冒中的应用

技术一

取穴 肺部反射区、支气管反射区、脚面的气管咽喉反射区、鼻子反射区、扁桃体反射区、上下身淋巴反射区及解溪穴（化痰的反射区）。

操作规程 首先用热水泡泡脚，这样可以很好地预防感冒。时间持续 15 分钟上下。水量要没过脚面，最好到小腿肚。可边泡边放热水，直至双脚泡发红。泡脚使用白醋（或食用醋都可以），效果更好，这不仅可以促使血液循环，还可有效地预防感冒。泡脚时，水温不宜过高，以免烫伤。洗脚后，可以先做左脚，备用一个干净的毛巾，右脚先包上，涂抹按摩油，既可以润肤，又不伤皮肤。

第一图：是胸部淋巴反射区、咽喉反射区、气管反射区。手法是用拇指的侧面点摁着拉到脚趾缝处，力度要稳和着重点，因为这个位置反射区很深的。（图7.1）

第二图：是上下身淋巴的反射区，比如发炎发烧的时候，可以反复多次做。（图7.2）

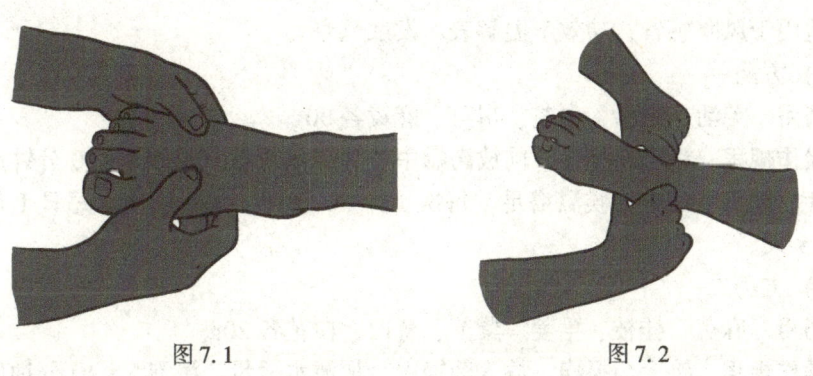

图 7.1　　　　　　　　　　图 7.2

肺部反射区：用我们的大鱼际推，左脚用左手的，右脚用右手的大鱼际（两个脚都是外推），做 50 下左右。支气管的反射区用大拇指推按，或者大拇指往上提着走。

气管咽喉反射区：用大拇指的侧面或者指肚摁着往上来，从脚背到脚趾方面推按，效果最好了，尤其是大拇指的指肚面。

鼻子反射区：感冒时容易鼻塞，可以自己用大拇指推推鼻子的反射区，或用温毛巾敷鼻子附近，可以取得一定效果。

上下淋巴反射区（消炎祛除发烧的反射区）：用两个大拇指点揿。

解溪穴（上下淋巴中间的凹陷）：其功能是化痰的，痰咳不出来时，可以点揿这个穴位。还有胸部的淋巴反射区，在做咽喉和气管反射区时一起做下来了。

技术二

适用于风热感冒，功效辛凉解表、疏散风热。

1）方药一

药用 生姜50g，蒲公英100g。适用于风热感冒。

操作规程 将生姜切细，蒲公英择净，同放药罐中，加清水适量，浸泡5～10分钟后，水煎取汁。放入浴盆中，候温浴足，每次10～30分钟，每日2次。每日1剂，连续3～5天。

2）方药二

药用 板蓝根、大青叶、蒲公英各30g。

操作规程 将上药择净，同放药罐中，加清水适量，浸泡5～10分钟后，水煎取汁。用法同上。

技术三

适用于风寒感冒，功效辛温解表、发散风寒。

1）方药一

药用 羌活、独活、白芷、川芎、麻黄各30g。

操作规程 将上药择净，同放药罐中，加清水适量，浸泡5～10分钟后，水煎取汁。放入浴盆中，候温浴足，每次10～30分钟，每日两次。每日1剂，连续3～5天。

2）方药二

药用 麻黄、桂枝、生姜、紫苏、葱白、白芷各20g。

操作规程 将上药择净，放入药罐中，加清水适量，浸泡5～10分钟后，水煎取汁。用法同上。

技术四

适用于疫毒型感冒，治宜清热解毒，可选用下列足浴方：

1）方药

药用 金银花、连翘、荆芥、薄荷、牛蒡子、淡豆豉、桔梗、桑叶、菊花、前胡、杏仁、板蓝根、甘草各20g。

操作规程 将上药择净，同放药罐中，加清水适量，浸泡5～10分钟后，水煎取汁。放入浴盆中，候温浴足，每次10～30分钟，每日2次。每日1剂，连续3～5天。

2）方药二

药用 石膏、知母、牛蒡子、水牛角、寒水石各30g。

操作规程 将上药择净，同放药罐中，加清水适量，浸泡5～10分钟后，水煎取汁。放入浴盆中，纳入寒水石溶化，候温浴足，每次10～30分钟，每日2次。每日1剂，连续3～5天。

技术五（防治感冒技术）

1）桂枝20g，川椒、红花、艾叶各10g。放入药罐中，加水800～1000ml，煎取400～600ml，去渣取汁备用。每晚临睡前置温水适量，兑入药汁100～200ml，将双足浸入水中。每晚1次，连续使用1～2个月。

2）桂枝20g，麻黄、羌活、独活各15g，红花、细辛、艾叶各10g。放入药罐中，加水适量，浸泡5～10分钟后，煮沸后倒入浴盆中，兑入温水适量，将双足浸入。每晚1次，每剂可用3天，连续使用1～2个月。

3）威灵仙、伸筋草各20g，当归15g，食盐25g。放入药罐中，加水适量，浸泡5～10分钟后，煮沸后倒入浴盆中，兑入温水适量，将双足浸入。每晚1次，每剂可用3天，连续使用1～2个月。

7.3 调护

7.3.1 提高自身免疫力

1）坚持体育锻炼。如散步、跑步、爬山、打球、练拳等，可提高机体的御寒能力，防止感冒的发生。

2）充足的睡眠。这是最基本和最重要的保健条件。如果感觉到自己好像快要发病时，应给予自己充足的休息时间。

3）不能让自己疲劳过度。疲劳会令身体变得虚弱，很容易被感冒细菌趁机进侵。

4）切忌积压压力。压力会对身体带来不良影响，故经常保持心情愉快，患上感冒的机会也会相对地减低。

5）留意室内温度和湿度。室内的温度应保持在18～20℃，而湿度则以70%为最理想。室温过高会令身体对寒冷的抵抗力减弱，因此必须注意室内温度的调整。

另外，可以利用加湿器或湿毛巾来增加室内的湿度，以免空气过于干燥；因为在湿度高的环境下，病菌的活动能力会减弱，其传染力便随之减低；每天定时开窗通风，保持室内空气新鲜。

7.3.2　合理搭配饮食

1）饮食要营养充足。偏食或经常在外进餐，很容易造成营养不均衡，因而令身体的抵抗力减弱，故必须均衡地摄取蛋白质、糖分、脂肪、矿物质、维生素等各种有助增强体魄的营养素。

2）维生素C可抗感冒。就正常人群而言，每天补充100mg的维生素C可以避免维生素C的缺乏。如果人们要预防一些慢性疾病如胃癌或增强自身抵抗力，可长期每天服用500～600mg。对于特殊群体来说，维生素C同样可以起到预防感冒的作用。孕妇在怀孕期间对维生素C的最低需要量由100mg/日增加到130mg/日。对于另一个特殊群体——儿童，在感冒流行期间尤其是过敏体质的儿童每天可服用500mg的维生素C，用于提高免疫力。在服用维生素产品时，应该仔细阅读说明书，严格按照说明书服用。此外，如痛风、肾结石病人也应慎用维生素C。

3）红颜色食品可防感冒。除了补充适量的维生素C以外，还建议多吃红辣椒、胡萝卜、南瓜、西红柿、洋葱、山楂等红颜色的食品，其中所含的β胡萝卜素可防治感冒；每天喝一杯酸奶、喝一碗鸡汤也能有效预防流感。

4）多饮绿茶，有助抑制流行性感冒病菌的入侵。

7.3.3　减少传染机会

1）避免去人多地方。

2）回家后应洗手。

3）接种流感疫苗。

7.3.4　感冒时饮食的五个注意

1）注意饮食难消化。选择容易消化的流质饮食如菜汤、稀粥、蛋汤、蛋羹、牛奶等。

2）注意饮食太油腻。饮食宜清淡少油腻，既满足营养的需要，又能增进食欲。可供给白米粥、小米粥、小豆粥、配合甜酱菜、大头菜、榨菜或豆腐乳等小菜，以清淡、爽口为宜。

3）注意水分供给不足。保证水分的供给，可多喝酸性果汁如山楂汁、猕猴桃汁、红枣汁、鲜橙汁、西瓜汁等以促进胃液分泌，增进食欲。

4）注意维生素缺失。多食含维生素C、E及红色的食物，如西红柿、苹果、葡萄、枣、草莓、甜菜、橘子、西瓜及牛奶、鸡蛋等。预防感冒的发生。

5）注意饮食量。饮食宜少量多餐。如退烧食欲较好后，可改为半流质饮食，如面片汤、清鸡汤龙须面、小馄饨、菜泥粥、肉松粥、肝泥粥、蛋花粥。

按语

感冒初愈，机体正气已虚，气血尚未恢复平和，余热未尽，此时过度劳作，汗出当风会致感冒迁延难愈。故《伤寒论》即有"劳复"之称，亦即因过度劳作而致旧病复发。感冒时尤其是发热时消化道分泌消化液减少，消化酶的活动降低，胃肠道蠕动缓慢而食欲下降。感冒初愈，消化道功能恢复较慢，此时若进食大量肥甘厚腻饮食，则可使胃肠负担加大，致使消化不良，食积内生，而再度出现发热，故《伤寒论》有"食复"之称，亦即因饮食不节而致旧病复发，迁延难愈。总之，感冒初愈后应注意运动量逐渐增加，不可过度劳作，同时饮食宜清淡，易消化，逐渐增加饮食量，以求尽快恢复健康。

8 咳嗽

8.1 咳嗽概述

8.1.1 概念

咳嗽是内科中最为常见的病证之一,发病率甚高,据统计慢性咳嗽的发病率为3%~5%,在老年人中的发病率可达10%~15%,尤以寒冷地区发病率更高。因外感或内伤等因素,导致肺失宣肃,肺气上逆,冲击气道,发出咳声或伴咯痰为临床特征的一种病证。历代将有声无痰称为咳,有痰无声称为嗽,有痰有声谓之咳嗽。

8.1.2 病因病机

(1) 中医病因病机

咳嗽分外感咳嗽与内伤咳嗽,外感咳嗽病因为外感六淫之邪;内伤咳嗽病因为饮食、情志等内伤因素致脏腑功能失调,内生病邪。

外感病因:由于气候突变或调摄失宜,外感六淫从口鼻或皮毛侵入,使肺气被束,肺失肃降。风为六淫之首,其他外邪多随风邪侵袭人体,所以外感咳嗽常以风为先导,或挟寒,或挟热,或挟燥,其中尤以风邪挟寒者居多。《景岳全书·咳嗽》说:"外感之嗽,必因风寒。"

内伤病因:内伤病因包括饮食、情志及肺脏自病。饮食不当,嗜烟好酒,内生火热,熏灼肺胃,灼津生痰;或生冷不节,肥甘厚味,损伤脾胃,致痰浊内生,上干于肺,阻塞气道,致肺气上逆而作咳。情志刺激,肝失调达,气郁化火,气火循经上逆犯肺,致肺失肃降而作咳。肺脏自病者,常由肺系疾病日久,迁延不愈,耗气伤阴,肺不能主气,肃降无权而肺气上逆作咳;或肺气虚不能布津而成痰,肺阴虚而虚火灼津为痰,痰浊阻滞,肺气不降而上逆作咳。

咳嗽的病位,主脏在肺,无论外感六淫或内伤所生的病邪,皆侵及于肺而致咳嗽,故《景岳全书·咳嗽》说:"咳证虽多,无非肺病。"《素问·咳论》说:"五脏六腑皆令人咳,非独肺也。"说明咳嗽的病变脏腑不限于肺,凡脏腑功能失调影响及肺,皆可为咳嗽病证相关的病变脏腑。

外感咳嗽与内伤咳嗽,都是病邪引起肺气不清失于宣肃,迫气上逆。外感咳嗽与内伤咳嗽可相互影响为病，病久则邪实转为正虚。外感咳嗽如迁延失治，邪伤肺气，更易反复感邪，而致咳嗽屡作，转为内伤咳嗽；肺脏有病，卫外不固，易受外邪引发或加重，特别在气候变化时尤为明显。久则从实转虚，肺脏虚弱，阴伤气耗。由此可知，咳嗽虽有外感、内伤之分，但有时两者又可互为因果。

(2) 西医病因病机

咳嗽是呼吸系统疾病的主要症状，如咳嗽无痰或痰量很少为干咳，常见于急性咽喉炎、支气管炎的初期；急性骤然发生的咳嗽，多见于支气管内异物；长期慢性咳嗽，多见于慢性支气管炎、肺结核等。

咳嗽的形成和反复发病，常是许多复杂因素综合作用的结果。常见病因如：吸入尘螨、花粉、真菌、动物毛屑或二氧化硫、氯氨等；感染与咳嗽的形成和发作反复呼吸道感染有关，或因饮食关系而引起咳嗽的发作，引起过敏最常见的食物是鱼类、虾蟹、蛋类、牛奶等；气候改变如气温、温度、气压和（或）空气中离子等改变时可诱发咳嗽，故在寒冷季节或秋冬气候转变时较多发病；精神因素如情绪激动、紧张不安、怨怒等，都会促使咳嗽发作，一般认为它是通过大脑皮层和迷走神经反射或过度换气所致。

8.1.3 临床表现

咳嗽是本病证的主要症状。由于感邪的性质、影响的脏腑、痰的寒热、火的虚实等方面的差别，咳嗽有不同的临床表现。咳嗽的病程，有急性咳嗽和慢性咳嗽。咳嗽的时间，有白日咳嗽甚于夜间者，有早晨、睡前咳嗽较甚者，有午后、黄昏、夜间咳嗽较甚者。咳嗽的节律，有时作咳嗽者，有时时咳嗽者，有咳逆阵作、连声不断者。咳嗽的性质，有干性咳嗽、湿性咳嗽。咳嗽的声音，有咳声洪亮有力者，有咳声低怯者，有咳声重浊者，有咳声嘶哑者。咳痰的色、质、量、味等也有不同的临床表现。痰色有白色、黄色、灰色甚至铁锈色、粉红色等。痰的质地有稀薄、黏稠等。有痰量少甚至干咳者，有痰量多者。痰有无明显气味者，也有痰带腥臭者。

8.1.4 临床诊断

(1) 西医诊断

1) 急性咳嗽，周围血白细胞总数和中性粒细胞增高。
2) 听诊可闻及两肺野呼吸音增粗，或伴散在干湿性啰音。
3) 肺部 X 线摄片检查正常或肺纹理增粗。

(2) 中医诊断

1) 以咳逆有声，或咳吐痰液为主要临床症状。

2）外感咳嗽，多为新病，起病急，病程短，常伴肺卫表证。内伤咳嗽，多为久病，常反复发作，病程长，可伴见他脏见证。

3）外感咳嗽以风寒、风热、风燥为主，均属实，而内伤咳嗽中的痰湿、痰热、肝火多为邪实正虚，阴津亏耗咳嗽则属虚，或虚中夹实。另外，咳声响亮者多实，咳声低怯者多虚；脉有力者属实，脉无力者属虚。

8.2　足疗技术在咳嗽中的应用

技术一

用药

方药一：牵牛子50g，橘皮、佛耳草各60g，白芥子30g。燥湿化痰，祛湿止咳。主治痰湿咳嗽，症见慢性支气管炎咳嗽反复发作、遇寒更重、痰多易出、色白质黏或稠厚成块、早晚咳甚、胸脘痞闷、食欲不振、舌苔白腻等。

方药二：黄麻10g，胡椒40粒，老姜、生白矾各30g。止咳化痰，用于风寒咳嗽。

方药三：陈皮、法半夏、茯苓各20g，白芥子、苏子各10g。理气健脾，止咳化痰，用于痰湿咳嗽。

方药四：鲜桑叶500g，连翘、菊花、牛蒡子各50g，前胡40g。疏风清热，化痰止咳。主治风热咳嗽。

药物制备　根据咳嗽的特点选择足浴方。将所选择的药物加入锅放水适量浸泡30分钟，煎煮20分钟，去渣取汁，与3000ml开水同入泡足桶中。

操作规程　先熏蒸，后泡洗双足。每天熏泡1次，每次40分钟。5天为1个疗程。

技术二

取穴

反射区：肾上腺、肾、输尿管、膀胱、甲状旁腺、喉及气管、肺及支气管、腹部淋巴结、扁桃体、脾等反射区。

经穴：涌泉、解溪、然谷、太溪等穴位。

操作规程

1）肾上腺、肾、输尿管、膀胱、甲状旁腺等反射区每个区按10~30次。

2）喉及气管、肺及支气管、腹部淋巴结、扁桃体、脾反射区每个区按50~100次。

3）用中等力度点按涌泉、解溪、然谷、太溪等穴各1~2分钟，每日1~

2次。

注意事项

1）忌冷、酸、辣食物。冷冻、辛辣食品会刺激咽喉部，使咳嗽加重。也不宜喝碳酸饮料，以免诱发咳嗽。酸食常敛痰，使痰不易咳出，以致加重病情，使咳嗽难愈。

2）宜多喝水。除满足身体对水分的需要外，充足的水分可帮助稀释痰。

3）饮食宜清淡。以新鲜蔬菜为主，适当吃豆制品，荤菜量应减少，可食少量瘦肉或禽、蛋类食品。食物以蒸煮为主。水果可给予梨、苹果、藕、柑橘等，量不必多。

民间有"生梨炖冰糖"治疗咳嗽的习惯，不过这种吃法对咳嗽初起（新咳）是不妥当的。中医认为新咳治疗应以宣、散为主，而冰糖润肺，有遏邪可能。

技术三

用药 白芥子、吴茱萸各18g，雄黄6g，白凤仙花全草1株。温肺散寒，适用于寒咳。

药物制备 将前三味药捣末，同凤仙花草捣烂混匀，加白酒适量调为稀糊状。

操作规程 取药糊5g，涂抹在2cm×2cm纱布上，外敷于双足涌泉穴、肺俞穴、膻中穴，外以纱布包扎固定。1日1换，7天为1个疗程。

9 哮病

9.1 哮病概述

9.1.1 概念

哮病是一种发作性的痰鸣气喘疾病。为痰气交阻，以喉间痰声漉漉为主要表现的一种疾病。偶因外感、内伤触动停痰伏饮，则痰鸣哮吼发作。甚则喉间喝喝，声若拽锯，气逆欲断，不得平卧。哮和喘是有区别的，历代医家早已明确指出，喘为气逆于肺，哮专主于痰；喘以气息言，哮以声响言；喘则呼吸急促，哮则喉间痰吼气鸣等。但哮证必兼喘，而喘证不一定兼哮。哮病主要包括现代医学的支气管哮喘和喘息性支气管炎。

9.1.2 病因病机

(1) 中医病因病机

哮病的起因是多方面的，而其发生总为宿痰内伏于肺，每因外感、饮食、情志、劳倦等诱因而引触，以致痰阻气道，肺失肃降，肺气上逆，痰气搏击而发出痰鸣气喘声。如《证治汇补》说："哮为痰喘之久而常发者，因内有壅塞之气，外有非时之感，膈有胶固之痰，三者闭拒气道，搏击有声，发为哮病。"

外邪侵袭　外感风寒或风热之邪，失于表散，邪蕴于肺，壅阻肺气，气不布津，聚液生痰。如吸入风媒花粉、烟尘、异味气体等，影响肺气的宣发，以致津液凝痰，亦为哮病的常见病因。

饮食不节　具有特异体质的人，常因饮食不节，误食自己不能食的食物，如鱼蟹虾等发散之物，而致脾失健运，饮食不归正化，痰浊内生而病哮，古有"食哮"、"鱼腥哮"、"卤哮"、"糖哮"、"醋哮"等名。

体虚及病后体质不强　有因家族禀赋而病哮者，即古谓"幼稚天哮"。部分哮病患者因幼年患麻疹、顿咳，或反复感冒、咳嗽日久等病，以致肺气亏虚，气不化津，痰饮内生；或病后阴虚火旺，热蒸液聚，痰热胶固而病哮。

上述各种病因，既是引起本病的重要原因，亦为每次发作的诱因，如气候变化、饮食不当、情志失调、劳累过度等俱可诱发，其中尤以气候因素为主。

哮病的病理因素以痰为主。由于上述病因影响及肺、脾、肾，肺不能布散津液，脾不能运化精微，肾不能蒸化水液，以致津液凝聚成痰，伏藏于肺，成为发病的潜在"夙根"，因各种诱因而引发。

哮病发作的基本病理变化为"伏痰"遇感引触，邪气触动停积之痰，痰随气升，气因痰阻，痰气壅塞于气道，气道狭窄挛急，通畅不利，肺气宣降失常而喘促，痰气相互搏击而致痰鸣有声。由此可知，哮病的病程中有两个病理阶段，即哮病发作期和缓解期。哮病发作期病理环节为痰阻气闭，以邪实为主。由于病因不同，体质差异，又有寒哮、热哮之分。哮因寒诱发，素体阳虚，痰从寒化，属寒痰为患则发为冷哮；若因热邪诱发，素体阳盛，痰从热化，属痰热为患则发为热哮。或由痰热内郁，风寒外束，则为寒包火证。寒痰内郁化热，寒哮亦可转化为热哮。哮病反复发作，寒痰伤及脾肾之阳，痰热伤及肺肾之阴，则可从实转虚，缓解期以肺、脾、肾等脏器虚损之候为主，表现为短气、疲乏，常有轻度哮症。

总之，哮病为本虚标实之病，标实为痰浊，本虚为肺脾肾虚。因痰浊而导致肺、脾、肾虚衰；肺、脾、肾虚衰又促使痰浊生成，使伏痰益固，且正虚降低了机体抗御诱因的能力。本虚与标实互为因果，相互影响，故本病难以速愈和根治。若哮病大发作，或发作呈持续状态，邪实与正虚错综并见，肺肾两虚而痰浊又复壅盛，严重者因不能治理调节心血的运行，命门之火不能上济于心，则心阳亦同时受累，甚至发生"喘脱"危候。

(2) 西医病因病机

哮喘的病因不十分清楚，是与多基因遗传有关的疾病，同时受遗传因素和环境因素的影响。

遗传因素：哮喘患者及其家庭成员的哮喘、婴儿湿疹、过敏性鼻炎等过敏反应较群体为高。但哮喘并非都具有过敏素质的遗传。

过敏性因素：多发生在过敏体质的患者，在接触过敏源（抗原）之后，浆细胞产生特异体抗体 IgE，后者附着在肥大细胞和嗜碱性粒细胞的表面并使其致敏。当机体再次接触此种抗原时，抗原、抗体发生反应。常见过敏源有植物花粉、动物皮毛、羽毛，以及尘螨、真菌孢子、鱼、虾、螃蟹、牛奶、蛋类、药物等。

呼吸道或其他感染：致敏原来自体内，为细菌或病毒感染的代谢产物，故与鼻、咽、扁桃体、肺或其他感染灶未及时清除有一定关系，多在成年后起病。上述细菌或病毒产物促使 B 淋巴细胞产生抗体-免疫球蛋白 M（IgM），组成抗原-抗体复合物，沉积于支气管黏膜下微血管，在补体参与下发生过敏反应，破坏粒细胞，释放出慢性反应素等，引起支气管平滑肌痉挛、黏液充血水肿、黏液腺分泌增加而导致哮喘发作。

药物和食物诱发：哮喘的发生或加重与阿司匹林或其他非类固醇抗炎剂、青霉素、磺胺药、含碘造影剂等有关。临床上约有 30% 的哮喘患者有摄取某种食物后诱发哮喘的病史，诱发哮喘的可能食物有：牛奶、禽蛋、鱼、水果等。

空气污染：空气中所含的 SO_2、NO_2 能使支气管收缩，增加气道反应性和变态反应性。

吸烟：吸烟使易患人群诱发哮喘或加重哮喘病情。

精神因素：强烈的情绪可促发或抑制哮喘发作。

运动性哮喘：此类哮喘可由运动激发或导致恶化，尤其在致敏状态、好发季节或伴有某些合并症时更为明显。运动前吸入色甘酸钠可预防发作。此外，疲劳、说话太多、大哭大笑等都能够激发哮喘。

饮食：麦类、蛋、牛奶及海腥、番茄、巧克力等易诱发哮喘，宜予警惕。无饮食过敏史者不宜强调忌食，以免失去应有的营养和产生对疾病的恐惧。

气候变化：支气管哮喘的发病有明显的季节性，与气候变化有关联。

支气管哮喘的发病机制十分复杂，许多因素参与其中。"气道炎症学说"是目前公认的最重要的哮喘发病机制：哮喘是一种慢性过敏反应性气道炎症。病理变化，早期有支气管黏膜嗜酸粒细胞浸润，支气管平滑肌肥厚，黏膜充血水肿，腺体分泌增加，肺泡膨胀。哮喘缓解后即可恢复。严重病变可见阻塞性肺气肿，大小支气管壁增厚，管腔内常含有多量稠痰。最终可导致慢性肺源性心脏病的形成。

9.1.3 临床表现

典型的哮喘表现为反复发作性喘息，大多有季节性，日轻夜重（夜间和凌晨易发），常与吸入外源性变应原有关，可自行缓解或应用支气管舒张剂治疗后缓解。急性发作时，两肺闻及弥漫性哮鸣音，以呼气期为主，当伴有呼吸道感染时，常有湿啰音存在。

缓解期患者可无任何哮喘症状。非典型的支气管哮喘可表现为发作性胸闷或顽固性咳嗽。后者又称"咳嗽变异型哮喘"，以顽固性咳嗽为主要临床表现，无喘息症状。缓解期一般无特殊体征，长期反复发作者可有轻度肺气肿征。

咳嗽变异型哮喘除上述典型表现外，临床上还有一部分不典型病例。病人以连续咳嗽为唯一症状并持续 1 个月以上，常于夜间和凌晨发作，气道反应性增高，一般治疗无效而解痉剂和糖皮质激素治疗有效，为咳嗽变异型哮喘。

9.1.4 临床诊断

(1) 西医诊断

1）发作时，两肺可闻及哮鸣音，或伴有湿啰音。

2) 血嗜酸性粒细胞可增高，痰液涂片可见嗜酸细胞。
3) 胸部 X 线检查一般无特殊改变，久病可见肺气肿影像改变，查体可见肺气肿体征。

(2) 中医诊断

1) 呈发作性，发无定时，以夜间为多，但有个体差异，发作与缓解均迅速，多为突然而起，或发作前有鼻塞、喷嚏、咳嗽、胸闷等先兆。每因气候变化、饮食不当、情志失调、疲乏等因素而诱发。
2) 发作时喉中哮鸣有声，呼吸困难，甚则张口抬肩，不能平卧，或口唇指甲紫绀。
3) 哮病的发作常有明显的季节性，一般发于秋初或冬令者居多，其次是春季，至夏季则缓解。但也有常年反复发作者。
4) 缓解期可有轻度咳嗽、咯痰、呼吸急迫等症状，但也有毫无症状者；久病患者，缓解期可见咳嗽、咯痰、自汗、短气、疲乏、腰膝酸软等症状。
5) 大多起于童稚之时，有反复发作史，有过敏史或家族史。

9.2 足疗技术在哮病中的临床应用

技术一

取穴 太溪、照海、然谷、足三里、上巨虚、丰隆等（图9.1、图9.2）；足底反射区：肾、肺、肾上腺、膀胱、输尿管、垂体、鼻、结肠、直肠（图9.3）。

用药

1) 凤仙草 1 株，白果仁、胡椒目、川椒目各 20g，艾叶、杏仁、诃子各 25g。消炎止喘，治疗支气管哮喘。

药物制备：上药加清水 1500ml 浸泡 30 分钟后煎熬，去渣取汤倒入足浴盆内，先熏蒸，待药温适宜时再浸洗双足。每晚 1 次，10 次为 1 个疗程。

2) 炙麻黄、桑白皮、紫苏子、葶苈子、姜半夏各 15g，干姜 9g，五味子、桔梗各 5g。

药物制备：上药加清水 1000ml 浸泡 30 分钟后煎煮，取药液倒入脚盆内，待温（以不烫手为度）浸泡双足 30 分钟。每日 1～2 次，10 次为 1 个疗程。

3) 紫苏子 10g，白芥子 5g，炒莱菔子 10g，法半夏 5g，陈皮 20g，茯苓 10g，生甘草 15g。燥湿化痰，降逆平喘。

药物制备：上药加清水 1500ml 浸泡 30 分钟，煎沸后，取药液倒入盆中，先熏蒸，待药温适宜时浸泡双脚，每日 2 次，每次 30 分钟，10 天为 1 个疗程。

4) 桂枝、生姜各 30g，紫苏子、炙麻黄各 20g，细辛 15g。温肺散寒，止咳定喘。主治寒痰所致的哮喘。

药物制备：将上药入锅加水适量，煎煮20分钟，去渣取汁，与2000L开水同入盆中，先熏蒸，后温洗双足，每天熏泡1次，每次30分钟。10天为1个疗程。

5）陈皮、大腹皮、茯苓皮各100g。化痰除湿。适用于痰湿喘嗽。

药物制备：将上药加清水适量浸泡20分钟后，水煎取汁，倒入脚盆中，待温时足浴，每次30分钟，每日3次，7天为1个疗程。

6）紫菀、金银花、桔梗、连翘、鱼腥草各20g，浙贝母、前胡、杏仁、法半夏各10g。用治感冒所致的哮喘。

药物制备：用适量清水浸泡10分钟，煎数沸，取药液倒入足浴盆中，趁热熏蒸，待药温适宜时浸泡双脚，每天2次，每次30分钟。

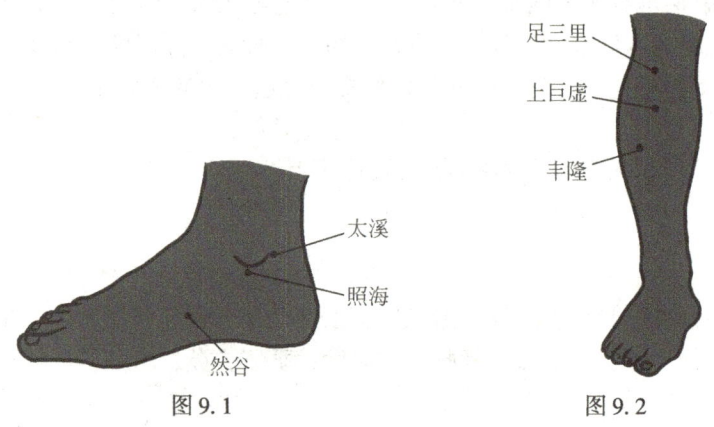

图9.1　　　　　　　　　图9.2

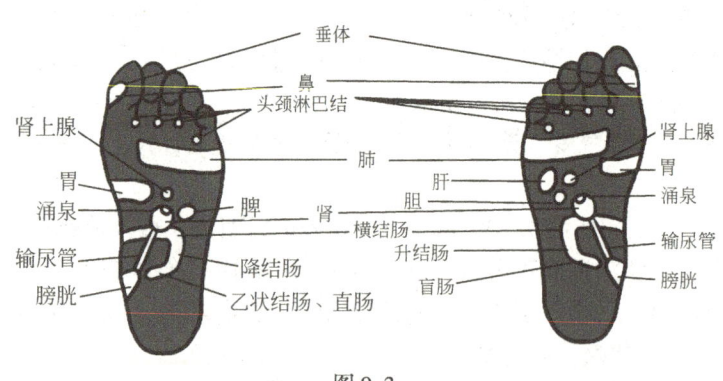

图9.3

操作规程

在药浴浸泡后配合足部按摩,按摩手法:

1)太溪、照海穴捏按30~50次,力度以胀痛为宜。

2)足三里、上巨虚、丰隆各按揉30~50次。

3)依次点按肾、肾上腺、垂体、膀胱各50~100次,按摩力度以局部胀痛为宜。

4)推按输尿管、肺各50~100次,推按速度以每分钟30~50次为宜。

5)点按鼻、头颈淋巴结各100次。

6)推按升结肠、横结肠、降结肠、乙状结肠、直肠各50次,依次进行。

注意事项

1)冬天防寒,受寒影响效果,疗程延长。

2)避免接触过敏源。

3)根据患者心身状态,作适当的运动,以增强体质。

4)不贪食生冷,戒烟酒,少食辛辣肥甘食品,绝痰热之源。

5)药浴时注意水温不宜过高,时间以10~30分钟为宜;按摩以有酸痛感为度。

技术二

取穴

1)足底反射区:肺及支气管、喉及支气管、扁桃体、肾、输尿管、膀胱。

2)经穴:足三里、丰隆、太溪、涌泉、太冲、大钟、行间、上巨虚、昆仑等。

操作规程

足底反射区:先以轻度手法依次点按肾、膀胱、肾上腺、垂体反射区各5分钟,再以中等手法点按肺、支气管、鼻、脾、胃、头颈淋巴结反射区各3分钟,推按胸部淋巴结反射区5分钟,由足趾向足跟方向推按输尿管3分钟,由足内侧向足外侧推按肺3分钟,由足跟向足趾方向推按升结肠2分钟,由右向左推按横结肠2分钟,由足趾向足跟方向推按降结肠2分钟,由足外侧向足内侧推按乙状结肠、直肠各2分钟;最后重点按摩足三里、丰隆、太溪、涌泉等4分钟,按摩时局部感觉有酸胀痛感为宜,每日或隔日1次,每次按摩30~40分钟,10次为1个疗程。

注意事项

(1)足疗对于支气管哮喘有较好的疗效,要坚持治疗。

(2)按摩时力度先轻柔,逐渐增加,避免损伤皮肤。以有酸痛感(以能忍受为度）为佳，没有酸痛感将影响疗效。

（3）积极预防感冒。加强体育锻炼，适当户外活动，以增强体质；及时治疗上呼吸道感染。

（4）不要受凉，避免有害气体刺激；戒烟酒，忌食生冷、辛、辣、腥发之品。

（5）急性发作时应积极配合中西医药物治疗。

按语

足疗在哮喘缓解期效果较好，通过对足底反射区和经穴的药浴及按摩，能够增加机体的免疫力，调整肺、脾、肾功能。脾健则可化湿除痰，以绝生痰之源；肺气旺则卫气充，肾气足则阳气充，提高抵抗外邪之力，避免哮喘急性发作。

10 慢性支气管炎

10.1 慢性支气管炎概述

10.1.1 概念

慢性支气管炎是气管、支气管黏膜及其周围组织的慢性非特异性炎症。临床上以咳嗽、咳痰为主要症状，每年持续3个月，连续2年或2年以上。一般每年冬季或受凉后症状加重，长期反复发作可导致慢性阻塞性肺气肿、慢性肺源性心脏病等并发症。

本病属于中医"咳嗽"、"喘证"，并发肺气肿时属"肺胀"范畴。

10.1.2 病因病机

(1) 中医病因病机

慢性支气管炎的发生与发展常与外邪的反复侵袭，肺、脾、肾三脏功能失调密切相关。急性发作期，大多因肺气虚弱，卫外不固外邪入侵，以致咳嗽反复发作；或因久咳不已、反复发作，或因年老体虚，肺脾肾气虚，水津不布，痰饮内停，阻遏于肺，引起长期咳喘，或因吸烟、饮酒等因素伤及于肺，进而形成本病。病变经久不愈，则肺脾损及于肾，故病情严重者常伴有气喘不能平卧，动则尤甚等肾不纳气之候。

慢性支气管炎在病机上主要反映为肺、脾、肾三脏虚损，以及它们的相互关系失衡，同时又因痰、火、瘀等因素的参与而愈加复杂。其基本病机为本虚标实。

(2) 西医病因病机

本病的病因尚不完全清楚，可能是多种因素共同作用的结果。

有害气体和有害颗粒：如香烟、烟雾、粉尘、刺激性气体等理化因素可损伤气道上皮细胞，导致气道净化功能下降，并刺激黏膜下感受器，副交感神经功能亢进，使气管平滑肌收缩，腺体分泌亢进，气道阻力增加。

感染因素：病毒、支原体、细菌等感染是慢性支气管炎发生发展的重要原因之一。感染因素造成气道黏膜损伤和慢性炎症。病毒感染以流感病毒、鼻病毒、腺病毒和呼吸道合胞病毒为多见。细菌常继发于病毒感染，常见病原体为肺炎链球菌、流感嗜血杆菌、卡他莫拉菌和葡萄球菌。

其他：免疫、年龄和气候等均与慢性支气管炎有关。

病理变化：支气管上皮细胞变性、坏死、脱落，后期出现鳞状上皮化生，纤毛变短、粘连、倒伏、脱失。黏膜和黏膜下充血水肿，杯状细胞和黏液腺肥大和增生、分泌旺盛，大量黏液潴留。浆细胞、淋巴细胞浸润及轻度纤维增生。病情进展，炎症由支气管壁向周围组织扩散，黏膜下层平滑肌束断裂萎缩，黏膜下和支气管周围纤维组织增生，肺泡弹性纤维断裂，进一步发展为阻塞性肺病。

10.1.3 临床表现

(1) 症状

起病缓慢，病程长，反复急性发作导致病情加重。

1) 咳嗽：一般晨间咳嗽为主，睡眠时有阵咳和排痰。随着病情发展，咳嗽终年不愈。

2) 咳痰：一般为白色黏液性或浆液泡沫性，偶可带血。清晨排痰较多，起床后随体位变动可刺激排痰。

3) 气短或喘息：喘息明显者常称为喘息性支气管炎，部分可能合并支气管哮喘。若伴有肺气肿时可表现为活动后气短。

(2) 体征

早期多无任何异常体征，急性发作期可在背部或肺底部闻及散在干、湿啰音，咳嗽排痰后啰音可减少或消失。如合并哮喘，可闻及广泛哮鸣音并伴呼气延长。

(3) 实验室检查

1) X线：早期无异常。反复发作后，可表现为肺纹理增粗、紊乱，呈网格或条索状、斑点状阴影，以双下肺明显。

2) 呼吸功能检测：早期无异常。病情进展可出现小气道阻塞，最大呼吸流速-容量曲线在75%和50%肺容量时，流量明显降低。

3) 血液检查：细菌感染时偶可出现白细胞总数和/或中性粒细胞增高。

4) 痰液检查：急性发作期可培养出致病菌。

10.1.4 临床诊断

(1) 西医诊断

1) 临床上以咳嗽、咳痰为主要症状，或伴有喘息，每年发病持续3个月，并连续2年或2年以上。（临床上虽有咳嗽、咳痰、喘息症状，并连续2年或2年以上，但每年发病持续不足3个月的患者，若有明确的客观依据，如X线、肺功能等也可诊断）。

2）排除具有咳嗽、咳痰喘息症状的其他疾病。
符合以上 2 条，可诊为慢性支气管炎。

(2) 中医诊断

1）风寒束肺：咳嗽，痰稀色白，鼻塞，流清涕，轻度发热，无汗，苔白，脉浮紧。

2）风热犯肺：咳嗽，痰稠色黄，鼻塞，流浊涕，发热，头痛，舌红苔薄黄脉浮数。

3）风燥伤肺：干咳无痰或痰少而黏，见胸痛，痰中带血，舌苔薄白而干，脉浮数。

4）痰湿阻肺：咳嗽，痰多色白而黏，痰不易咳出，口咽干燥，身热恶寒，或清晨为甚，或胸闷喘息，舌淡苔白腻，脉滑。

5）痰热壅肺：咳嗽气喘，痰多色黄，不易咳出，身热口渴，或烦躁不安，甚至咯血，胸痛，大便干结，小便短赤，舌红苔黄或黄腻，脉滑数。

6）肝火犯肺：咳嗽阵作，咳时面赤，痰少难咳，口干苦，胸胁胀痛，咳时加重，易受情绪波动影响，舌边红苔薄黄少津，脉弦数。

7）肺阴亏虚：干咳，少痰或痰中带血，手足心热，午后低热，盗汗，口干咽燥，舌红少津，脉细或细数。

8）肺脾气虚：咳嗽，痰多色白，乏力，倦怠，自汗，易感冒，胸闷，纳呆，食少腹胀，舌淡或淡胖。

10.1.5 临床分型与分期

(1) 分型

单纯型：符合慢性支气管炎诊断标准，具有咳嗽、咳痰两项症状。

喘息型：符合慢性支气管炎诊断标准，具有喘息症状，并经常或多次出现哮鸣音。

(2) 分期

急性发作期：指在 1 周内出现脓性或黏液脓性痰，痰量明显增加，或伴有其他炎症表现，或一周内咳、痰、喘任何一项症状明显加剧。

慢性迁延期：指有不同程度的咳、痰、喘症状迁延不愈，或急性发作症状 1 个月后未恢复到发作前水平。

临床缓解期：经治疗或自然缓解，症状基本消失或偶有轻微咳嗽和少量痰液，保持 2 个月以上。

10.2 足疗技术在慢性支气管炎中的应用

技术一

取穴 副甲状腺、肺及支气管、胸部淋巴结、喉和气管、肾上腺（图10.1）。

操作规程 副甲状腺、肾上腺两穴用拇指揉按，双脚取穴，每穴揉按5分钟；肺及支气管穴由内向外横按，双脚取穴，每穴横按5分钟；胸部淋巴结、喉和气管两穴分别用拇指着力点按，双脚取穴，每穴点按5分钟。每日按摩1次。

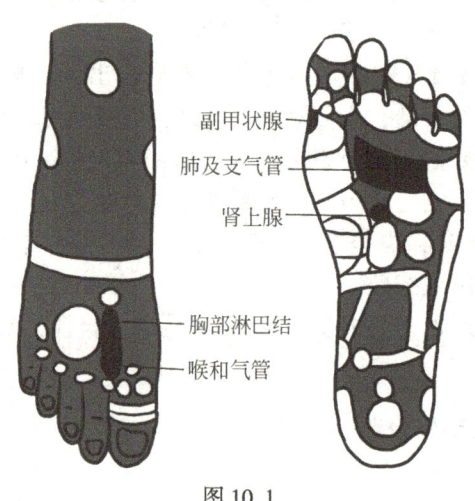

图 10.1

技术二

用药 大蒜1枚。化痰止咳。

药物制备 将大蒜捣成泥状备用。

操作规程 取大蒜泥如豆瓣大两团，分别置2张伤湿止痛膏中心，每晚洗足后贴双足心涌泉穴，每晚贴敷，贴后待足心有较强的刺激感时揭去或翌晨揭去，连贴3~5次。

技术三

用药 桃仁、杏仁、木通各10g，白胡椒25g，炒扁豆30g，黑木耳、鸡血藤、柴胡各6g，木香4g，木鳖子15g，沉香、巴豆、陈皮、甘草各3g。化痰止咳，宣肺理气。

药物制备 将上药研为细末混匀贮瓶备用。

操作规程 每次6g,用蛋清或凡士林调敷双足涌泉穴,1天1换,7天为一疗程,连续1~3个疗程。

按语

要及时彻底治疗急性支气管炎,防止迁延转成慢性支气管炎;冬季和气候骤变的时候,要做好防寒保暖工作,防止感冒,以免诱发或加重本病;平时生活要规律,注意营养,适当运动,劳逸结合,增强体质,精神愉快;戒烟,避免粉尘、烟雾和特殊气味的刺激,这些方面对于预防本病是十分重要的。

11 胃痛

11.1 胃痛概述

11.1.1 概念

胃痛是临床上常见的一个症状，多见急慢性胃炎，胃、十二指肠溃疡病，胃神经官能症，也见于胃黏膜脱垂、胃下垂、胰腺炎、胆囊炎及胆石症等病。

11.1.2 病因病机

(1) 西医病因病机

1）胃肠神经官能症：当大脑皮层功能紊乱（即支配胃的自主神经系统功能失调）就会引起胃的疼痛。

2）胃及十二指肠溃疡：当季节的变化，精神压力大，饮食不当，或有长期服用能致溃疡的药物，会使精神高度紧张，迷走神经过度兴奋，进而导致溃疡恶化，发生急性穿孔。

(2) 中医病因病机

胃主受纳腐熟水谷，若寒邪客于胃中，寒凝不散，阻滞气机，可致胃气不和而疼痛或因饮食不节，饥饱无度，或过食肥甘，食滞不化，气机受阻，胃失和降引起胃痛；肝对脾胃有疏泄作用，如因恼怒抑郁，气郁伤肝，肝失条达，横逆犯胃，亦可发生胃痛；若劳倦内伤，久病脾胃虚弱，或禀赋不足，中阳亏虚，胃失温养，内寒滋生，中焦虚寒而痛；亦有气郁日久，瘀血内结，气滞血瘀，阻碍中焦气机，而致胃痛发作。总之，胃痛发生的病机分为虚实两端，实证为气机阻滞，不通则痛；虚证为胃腑失于温煦或濡养，失养则痛。

11.1.3 临床表现

胃痛是临床上常见的一个症状，多伴有打嗝、胀气、恶心、呕吐、腹泻、胸闷等症状。由于每种疾病表现的症状不同，也可出现胸闷烧心、吐酸水、打嗝等症状。

(1) 疼痛的位置

胃位于上腹部，胸骨下放凹陷、肚脐上方（靠近心窝处）处。如果将肚子划分为四个区域来看,左侧偏中上的部分这一区域的疼痛,最有可能是胃痛。不过,也有可能是食道、十二指肠、胆、肝或胰等疾病引起,所以还需要以疼痛的时间、伴随症状等作为判断的准则。

(2) 疼痛时间

胃痛可在餐后或餐前,食用某些食物后,或在过饥过饱暴饮暴食等状况下发生的。由于胃痛大多与进食有很密切的关系,因此,以饮食的时间、习惯、内容、种类等作为辨别的准则,也较有准确性。

(3) 观察症状

胃痛伴随症状繁多,如打嗝、胀气、恶心、呕吐、腹泻、胸闷等,由于每种疾病表现的症状不同,如果伴随胸闷烧心、吐酸水、打嗝等症状,可能是食道疾病;假如伴随空腹疼痛、饱胀饿感、打嗝具酸味、甚至吐血等症状,可能是胃溃疡,但如果打嗝、黄疸、发烧等症状,与胃可能无关,或是胆囊的问题。因此不能忽视腹痛外所伴随的各项症状。

11.1.4 诊断

(1) 西医诊断

1) 胃镜检查及活组织检查:胃镜检查结合直视下活组织病理检查,是诊断慢性胃炎的主要方法。浅表性胃炎常胃窦部为最明显,多为弥漫性,胃黏膜表面呈红白相间或花纹状改变,有时见糜烂,常有白色或黄白色渗出物。萎缩性胃炎的黏膜多呈苍白或灰白色,皱襞变细或变平坦,由于胃黏膜变薄,使黏膜下血管可透见呈紫蓝色,病变可弥漫或主要胃窦部。

2) 胃脱落细胞检查是一项较简单的诊断方法,在胃镜直视下,胃内可疑处刷取细胞作脱落细胞学检查有助于鉴别诊断。

3) X线胃钡餐检查大多数慢性胃炎无异常。

4) 胃液分析:慢性萎缩性胃炎,胃酸分泌常有障碍,尤以胃体部慢性萎缩性胃炎时最严重。

5) 血清壁细胞抗体试验血清胃泌素测定:多数胃体胃炎,血清壁细胞抗体常呈阳性,而血清胃泌素多升高。相反,胃窦部胃炎则血清壁细胞抗体多呈阴性,而血清胃泌素降低。

(2) 中医诊断

临床若对胃脘痛的具体病种尚不能确定时,可以胃脘痛待查作为初步诊断,并进行辨证论治。辨病思路:

1) 胃脘部疼痛或触痛最明显的部位,多为病变的具体病位所在处。胃脘痛应与腹痛、胁痛等相鉴别。

2）结合病史等进行辨病思考，如：胃脘部疼痛因食油腻而发者，胆瘅、胆胀、胆石等病的可能性较大，可伴呕吐、黄疸，或有发热；暴饮暴食后而作痛者，应考虑伤食、积滞、胰瘅、胰胀、食瘤等病；胃疡、胆胀之痛，以往可有类似发作史；病情与情志因素关系密切者，胃郁（胃神经症）、胆胀等病的可能性较大。

3）根据疼痛性质进行诊断思考，如：突发剧痛多见于胃冲痛（胃穿孔）、胆石、蛔厥等病；呈节律性空腹痛或夜间痛者，多为胃疡；长期食少、隐痛者，常见于胃胀、胃瘘、胃络痛等；持续性痛且逐渐加重，体瘦呈恶病质者，应考虑胃癌等病的可能。

4）结合伴随症状等进行诊断思考，如：胆病之痛常放射至右肩。胰瘅等之痛常涉及后背部；厥心痛病位以左胸为主，心电图检查有特征性改变；胃冲痛（胃穿孔）之痛常由胃脘而扩散至全腹，或向背部放射；蛔厥之痛可伴吐蛔；胃瘅、胆瘅、胰瘅等常伴发热、呕吐；膈疝常见脘膈痞胀疼痛、呕吐等症，X 线钡餐检查可发现特征性改变。

5）详细进行体格检查及常规检查，必要时作 B 超检查、X 线钡餐检查、胆囊造影、消化道内窥镜检查等，以进一步确定诊断。

11.2　足疗技术在胃痛中的临床应用

技术一

取穴　太阳神经丛、胃、肾上腺、胰腺、十二指肠、肝、胆、胸部淋巴结、上身淋巴结等反射区。

操作规程　依次对上述反射区进行按摩。手法如下：

太阳神经丛：按照从下往上的方向按摩太阳神经丛反射区。

胃：按摩胃反射区时左右脚的按摩方向稍微有些差别，左脚应从外往内按摩，右脚则从内往外按摩。

肾上腺：这个反射区比较难找，在脚底的位置是最深的凹陷部位。在按摩的时候以一按一放的方式进行。

胰脏反射区左右脚按摩有差别，左脚从外往内按，右脚从内往外按。

十二指肠反射区在两脚脚底内侧，胰脏反射区的下面膀胱反射区的上面，在用手摸的时候可以感到有凹陷，同样的按摩方法是左脚从外往内按，右脚从内往外按。

肝胆的位置在脚底一半的上方，和三四脚趾掌关节下方位置，在用手摸的时候可以感觉有长条的凹陷沟，这里便是胆的反射区，在按摩肝胆反射区是应从下往上按。

胸部淋巴结是淋巴的总开关，它的位置在脚部脚背上，在大脚趾和第二脚趾之间凹陷的地方，按摩的时候从脚的外侧往脚跟方向推按。

上身淋巴结的位置在两脚脚背内侧，位于脚踝关节的上方，用手摸的时候也有凹陷感，进行按摩的时候用从外往内按摩的方式进行。

技术二

(1) 方药一

用药 柴胡 12g、芍药 12g、枳壳 6g、炙甘草 6g、陈皮 10g、川芎 10g、香附 6g、郁金 9g、石菖蒲 9g。疏肝理气，和胃止痛。主治胃脘胀痛，痛连胸胁，遇情志不遂而诱发或加重，嗳气频繁，伴呕吐吞酸，大便不畅，舌苔薄白，脉弦。

操作规程 将上药择净，置温热浴水中浸泡 10~15 分钟后足浴，冷后可再续热水足浴，每次 10~15 分钟，每晚 1 次，每次 1 剂，连续 5~7 天。

(2) 方药二

用药 炒蒲黄 10g，五灵脂 15g，丹参 15g，檀香 15g，砂仁 6g，枳壳 20g，党参 12g，云茯苓 12g，甘草 6g。活血化瘀，理气止痛。

操作规程 将上药择净，置温热浴水中痛有定处，如锥刺刀剜，拒按，或有呕血、黑便，舌质紫暗有瘀斑，脉弦涩。浸泡 10~15 分钟后足浴，冷后可再续热水足浴，每次 10~15 分钟，每晚 1 次，每次 1 剂，连续 5~7 天。

(3) 方药三

用药 山楂 15g、连翘 12g、莱菔子 15g、茯苓 10g、神曲 15g、陈皮 10g。消食导滞，和胃止痛。主治胃痛胀满，厌食，嗳腐吞酸，呕吐不消化食物，吐后痛减，舌苔厚腻，脉滑。

操作规程 将上药择净，置温热浴水中浸泡 10~15 分钟后足浴，冷后可再续热水足浴，每次 10~15 分钟，每晚 1 次，每次 1 剂，连续 5~7 天。

(4) 方药四

用药 黄芪 20g、芍药 18g、桂枝 12g、生姜 9g、炙甘草 6g、大枣 4 枚。散寒温胃，健脾止痛。主治隐隐作痛，喜暖喜按，空腹痛甚，得食痛减，遇寒发作或疼痛加重，泛吐清水，神疲纳呆，四肢欠温，大便溏薄，舌苔淡白，脉细数或沉迟。

操作规程 将上药择净，置温热浴水中浸泡 10~15 分钟后足浴，冷后可再续热水足浴，每次 10~15 分钟，每晚 1 次，每次 1 剂，连续 5~7 天。

(5) 方药五

用药 北沙参 15g、麦冬 12g、地黄 12g、当归 15g、杞子 12g、川楝 6g。益

胃养阴。主治胃脘灼痛，嘈杂似饥，口燥咽干，大便秘结，舌红少津或剥脱无苔，脉细数。

操作规程 将上药择净，置温热浴水中浸泡 10~15 分钟后足浴，冷后可再续热水足浴，每次 10~15 分钟，每晚 1 次，每次 1 剂，连续 5~7 天。

技术三

取穴 大脑、脾、肝、胃、十二指肠、上身淋巴结反射区等。

操作规程 按摩大脑、脾、肝反射区各 2 分钟、胃、十二指肠反射区各 4 分钟、上身淋巴结反射区 1 分钟。

技术四

用药 党参 15g，白术 10g，砂仁 10g，制附子 15g，干姜、当归、陈皮各 12g。

药物制备 先将药加水浸泡 20 分钟，煮沸后再煮 10 分钟，倒入足浴盆中待用。

操作规程 待药液温度降至 35~40℃时开始泡足，浸泡中逐渐加入热水，使水温维持在 40℃左右，水面在踝关节 10cm 以上，最好至足三里穴，每次浸泡 20 分钟，每天 1 次，4 周为 1 个疗程。

注意事项

1）本法治疗急性胃炎有显效。对于慢性胃炎，如能坚持治疗，亦能取得较好的远期疗效。足疗治疗 1~2 个月可完全治愈。刺激反射区要有酸痛感（以能忍受为度），没有酸痛感将影响疗效。

2）注意饮食要有规律，少食多餐，忌食刺激性食物及烟酒。要注意补充营养，多食易消化、富含蛋白质、维生素的食物，如鱼、蛋，多食洗净的新鲜水果、蔬菜。

3）保持心情舒畅，合理安排工作和休息，避免精神过度紧张和过度疲劳。

11.3 调护

11.3.1 气滞胃痛型

1）气遇寒则凝，得热而散。故应注意气候、时令的变化，随天气的冷暖增减衣服，勿使患者复寒感邪而加重病情。

2）情志不畅，气恼郁怒均可诱发胃痛和加重病情，故应重视调节情志，使其避免精神刺激，心胸豁达，减少发作机会。

3）针灸治疗效果明显，常用穴位有中脘、内关、足三里、太冲、阳陵泉，有舒肝解郁的功效。

4）胃脘部用水袋热敷或用大盐 1 斤炒热加葱白数段，装入布袋，在局部做熨贴疗法。亦可采取胃脘部拔罐、照射红外线等疗法。

5）饮食和中药宜温热服，少食生冷及甜黏食品。大蒜、韭菜、香菇、萝卜、柑橘等有行气开胃作用，可适当食用。

6）鼓励患者适当进行体育锻炼，如散步、做保健操、练气功等，并指导患者注意陶冶情操，保持稳定情绪。

11.3.2 血瘀胃痛型

1）根据气行则血行的理论，宜注意保持患者心情舒畅，劝慰患者树立战胜疾病的信心，消除紧张和恐惧心理。尤其是对病情较重或有大出血表现者，更应加强情志护理。

2）密切观察病情变化，及时发现并发症和危重症，如见患者黑便时，应立即留取标本送验，鉴别是否胃出血。患者呕血时，一般胃出血，血量较多，为暗红色或棕黑色，多随胃中食物一起呕出，且在呕吐前患者有胃脘嘈杂不适、恶心等症状。患者发生胃出血时应立即通知医生，并严密观察其血压、脉搏、神志等变化。如果出血量多，伴冷汗出，面色苍白，烦躁不安，血压下降，脉微欲绝，乃气随血脱之危象，应立即配合医生进行抢救。

3）若患者出现剧烈胃痛、寒战、高热或全腹硬满，疼痛拒按时，可能是急腹症，不要滥用止痛剂而贻误病情，并注意发生阳脱之证。

4）指导患者饮食，在除外并发症的前提下，可选用有健胃活血作用的食品，如山楂、酒酿、山药、茴香、桃、荔枝等。

11.3.3 食滞胃痛型

1）若进食不久即发生胃痛，可选择探吐法；尽量使积食吐出，胃痛得以缓解。

2）严格控制饮食，必要时暂禁食，待症状缓解后，先给予清淡流食，半流食，逐渐过渡到正常饮食。指导患者多食萝卜、金橘、苹果、山楂等有宽中理气作用的食品，有助于消化。控制油腻厚味食物，以免引起食复。

3）加强卫生宣教工作，使患者养成饮食有节、定时定量、勿暴饮暴食的习惯。

4）做好口腔护理，用淡盐水漱口，或口含槟榔、豆蔻、橘饼等芳香健胃之品。

11.3.4 虚寒胃痛型

1）胃痛遇寒加重，故应加强防寒保暖的护理。病室应光线充足，室温可略偏高（20～22℃），衣被适当。可选用护胃保健品。

2）饮食和中药宜偏温热服，胃痛时可用各种温热疗法止痛。

3）空腹胃痛时可进少许糕点，以缓解疼痛。可嘱患者多食有补中益气温胃作用的食品，如桂圆、莲子、大枣、南瓜、扁豆、番茄、牛奶、鸡蛋、瘦肉、黄鱼、鳝鱼、河虾、胡桃等，并适当用葱、姜、芥末、胡椒、大蒜、韭菜作调料，有温胃散寒的作用。

4）在胃脘部、胃俞拔火罐和脊柱两侧用梅花针治疗，均能减轻症状。

5）神阙穴隔姜、隔盐灸，可治大便溏薄。

11.3.5 阴虚胃痛型

1）因患者有胃脘灼痛，烦躁等阴虚内热的表现，故病室应在阴面，环境要清静，避免噪音和强烈阳光的刺激。

2）饮食和中药宜偏凉服，可多食润燥生津之品，如雪梨、莲藕、荸荠、甘蔗、菠萝、百合、银耳、甲鱼、花生、杨梅、柿子、番茄、蜂蜜等；禁忌辛辣、煎炸、烟酒、浓茶及咖啡类刺激之品。

3）便秘时可用麻仁润肠丸、番泻叶通便；亦可按摩腹部（沿脐围顺时针按摩5分钟，再逆时针按摩5分钟，反复1～2次）。

4）本证型患者不宜用温热疗法。

按语

脾胃为"后天之本"，胃主受纳，脾主运化，输布水谷精微，升清降浊，为生化之源，故应善加保护。

1）不可过食生冷和饥饱无度，以免因饮食不节而致再发。同时，避免外感寒邪。

2）慢性患者迁延反复，饮食调护尤为重要，必须养成饮食规律、起居有节的良好习惯，还应注意劳逸适度，情绪平和，勿使七情内伤而加重病情。

3）胃痛发作时应立即到医院诊治，不可拖延时间和随意服药，以免贻误病情。

12 呃逆

12.1 呃逆概述

12.1.1 概念

呃逆又称膈肌痉挛，是临床上常见的病症。本病多由饮食不节所致，也常常是某些疾病（胃、肠、腹膜、纵隔、食管疾患）的并发症。是指胃气上逆动膈，以气逆上冲，喉间呃呃连声，声短而频，令人不能自止为主要临床表现的病证。

12.1.2 病因病机

(1) 中医病因病机

中医认为膈肌痉挛是胃气上逆、寒气蕴蓄、燥热内盛、气机不畅、气郁痰阻、正气亏损所引起的。呃逆的病因主要有饮食不节、情志不遂、脾胃虚弱等。

饮食不节 进食太快太饱，过食生冷，过服寒凉药物，致寒气蕴蓄于胃，胃失和降，胃气上逆，并可循手太阴之脉上动于膈，使膈间气机不利，气逆上冲于喉，发生呃逆。或过食辛热煎炒，醇酒厚味，或过用温补之剂，致燥热内生，腑气不行，胃失和降，胃气上逆动膈，而发为呃逆。

情志不遂 恼怒伤肝，气机不利，横逆犯胃，胃失和降，胃气上逆动膈；或肝郁克脾，或忧思伤脾，脾失健运，滋生痰浊，或素有痰饮内停，复因恼怒气逆，胃气上逆挟痰动膈，皆可发为呃逆。

正气亏虚或素体不足，年高体弱，或大病久病，正气未复，或吐下太过，虚损误攻等，均可损伤中气，使脾胃虚弱，胃失和降；或胃阴不足，不得润降，致胃气上逆动膈，而发生呃逆。

呃逆的病位在膈，病变关键脏腑为胃，并与肺、肝、肾有关。胃居膈下，肺居膈上，膈居肺胃之间，肺胃均有经脉与膈相连；肺气、胃气同主降，若肺胃之气逆，皆可使膈间气机不利，逆气上出于喉间，而生呃逆；肺开窍于鼻，刺鼻取嚏可以止呃，故肺与呃逆发生有关。产生呃逆的主要病机为胃气上逆动膈。

(2) 西医病因病机

由于某种刺激引起膈神经过度兴奋，膈肌痉挛所致。

膈肌的神经支配来自于膈神经第 6~12 对肋间神经和神经丛（腹腔神经丛的

分支）。实验证明刺激迷走神经或其他脑神经的传入纤维可引起膈神经的短暂兴奋。健康者进食或饮水过快或过多，使胃骤然扩张；大笑、饮酒、进食刺激性食物、吸入冷空气，或体位改变时肋间肌所承受的压力骤然改变也可导致膈肌痉挛。

呃逆可以在多种疾病中出现，一般分为急性与慢性两类、呃声不断、多而短促、声音响亮的呃逆，很快会自行消失；但也有连续数小时，数星期或更长时间迁延难愈的。

膈肌痉挛所致呃逆可以在多种疾病中出现，一般分为急性与慢性两类。呃声不断、多而短促、声音响亮的呃逆，很快会自行消失，但也有连续数小时，数星期或更长时间迁延难愈的。中医认为它常常是饮食不节，过食生冷或寒凉药物导致寒结胃中，以及恼怒抑郁，情志失和，以致肝气犯胃引起，也有少数是胃中阴液损伤，或脾胃气败所造成，治疗时当有区别。正常人也可因进食过快、进食刺激性食物和吸入冷空气而产生呃逆。多数可于短时间内停止，严重的脑部疾病、尿毒症、胸腹疾病亦可引起呃逆。部分胸、腹腔手术后病也可出现呃逆现象。

12.1.3 临床表现

呃逆之名见《景岳全书·杂证谟·呃逆》："因其呃呃连声，故今人以呃逆名之。……呃逆之大要，亦为三者而已，一曰寒呃，二曰热呃，三曰虚脱之呃。"以呃呃有声，声音短促，持续不能自制为主要表现的特发性疾病。本病类似西医学所说膈肌痉挛、胃神经症。

1）多见于青壮年，女性多于男性。常有进食过冷、过热、过于辛辣，或情志郁怒等诱因。

2）以呃逆为主症，呃声频频，呈持续状态不能自制，可伴呕吐，情绪紧张，胸膈脘腹间疼痛，或有嗳气，纳呆，甚则厌食或拒食，不寐等症状。

3）偶发呃逆，或病危胃气将绝时发生的呃逆，不列为呃逆病。

4）X线钡餐及胃镜等检查无器质性病变者。

12.1.4 临床诊断

(1) 西医诊断

单纯性膈肌痉挛无需做理化检查。呃逆控制后，作胃肠钡剂 X 线透视及内窥镜等检查，有助于诊断。如胃肠钡剂 X 线检查及内镜检查可诊断胃肠神经官能症、胃炎、胃扩张、胃癌等；肝、肾功能及 B 超、CT 等检查可诊断肝硬化、腹腔肿瘤等。

(2) 中医诊断

1）临床表现以喉间呃呃连声，声短而频，令人不能自止为主症。

2）常伴胸膈痞闷，胃脘嘈杂灼热，嗳气，情绪不安等症。
3）多有饮食不当、情志不遂、受凉等诱发因素，起病较急。

12.2 足疗技术在呃逆中的临床应用

技术一

取穴 双足涌泉穴。
用药 吴茱萸、苍耳子各 20g，龙眼肉 5g。
功效 温中降逆。
药物制备 将上述三种药研为细末贮瓶备用。
操作规程 每次 10g，用醋调为稀糊状外敷涌泉穴（双侧），外用敷料、胶布固定，1日1次，持续时间约 30～60 分钟，连续 3 天。
注意事项
1）呃逆多数可于短时间内停止，严重的脑部疾病、尿毒症、胸腹疾病亦可引起呃逆。部分胸、腹腔手术后病也可出现呃逆现象，或病危胃气将绝时发生的呃逆，不列为呃逆病。
2）药物外敷时出现皮肤瘙痒、发热、发红，甚至出现溃破应立即停止使用，必要时就诊处置。

技术二

取穴 足底有效反射区（图 12.1）

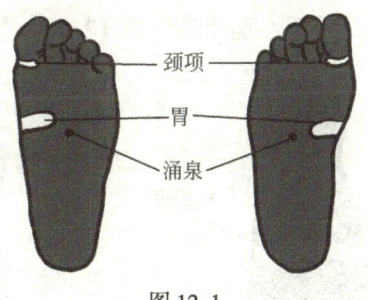

图 12.1

用药

方药一：金橘叶 30g，橘皮 20g，柿蒂 15g。疏肝理气，解郁止呃。主治肝气犯胃型呃逆，症见呃逆连声，情绪不畅时发作或加重，胸闷嗳气，苔薄脉弦，对神经官能症引起的呃逆尤为适宜。

方药二：桂枝 15g，炙黄芪、生姜各 20g。补益脾胃，温阳散寒。主治脾胃虚寒型呃逆。

方药三：柴胡 20g，枳壳 15g，白酒 20ml。疏肝理气，解郁止呃。主治肝气犯胃型呃逆，对神经官能症引起的呃逆尤为适宜。

方药四：麦冬 20g，玉竹 30g，竹茹 50g。滋养胃阴，降逆止呃。主治胃阴不足型呃逆。症见呃声短促，口干渴舌燥者。

方药五：生石膏（打碎）60g，知母 10g，竹茹 30g。清胃降气止呃。主治热性呃逆。呃声响亮有力，口臭口渴喜饮冷，便秘，苔黄。

方药六：川椒、橘皮各 10g，桂枝 20g。散寒和胃止呃。主治寒性呃逆，症见呃逆频作，遇寒加重，进食热饮后减轻，舌质淡苔白。

方药七：鲜生姜（切片），20g，高良姜（切片）15g，橘皮（切丝）30g。散寒和胃止呃。主治寒性呃逆。症见呃逆频作、遇寒加重、进食热饮后减轻、苔白舌质淡。

药物制备　首先根据呃逆的表现判断证型选择适应的足浴方，然后将足浴方入锅加水适量浸泡 30 分钟，煎煮 30 分钟，去渣取汁 300ml，及 3000ml 开水（足浴方三白酒 20ml）一同加入足浴桶中。

操作规程　先熏蒸，待水温降至 30～40℃时浸泡双足。每晚 1 次，每次 30 分钟，3 天为 1 个疗程。

技术三

取穴

反射区：胃、颈项、横膈膜等。

经穴：陷谷、内庭、足三里、涌泉等（图 12.2）。

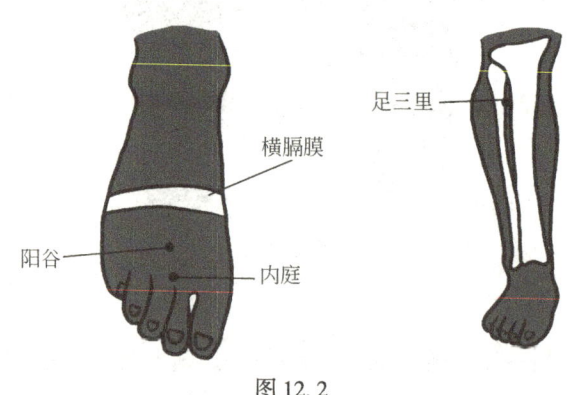

图 12.2

操作规程

1) 点按足部横膈膜、胃反射区各 5 分钟,然后在第 1、第 2 跖骨与第 2、第 3 跖骨足底缝隙中深推 5~10 分钟。

2) 患者坐在椅子上,微微抬起左脚,医者或家人用右手食指单勾法按压足横膈膜、胃、颈、腹腔神经丛反射区各 10 分钟。让患者调整呼吸,吸气时食指用力按压上述反射区,同时把腿伸直向上抬起;呼气时食指放松,腿恢复原位,反复 10 次。右腿的做法同左腿。

3) 依次用力按压足三里、内庭、陷谷各 20 次,以患者感觉局部胀痛难忍为佳。

4) 右手中、食二指对准左足涌泉穴,做环形按摩 1 分钟,然后左手中、食二指对准右足涌泉穴做环形按摩 1 分钟。

注意事项

1) 对于膈肌痉挛、胃神经症引起的呃逆运用上述方法即可止呃。个别呃逆患者,经按摩仍未完全停止,可延长按摩时间至呃止。

2) 对于其他疾患引起的呃逆,足部按摩时应增加肾、输尿管、膀胱、肺及一些相关的穴位。

3) 对于呃逆易反复者,平素应少食生冷辛辣等食品,保持情绪安宁。发生呃逆时,可专心做一些其他工作,以分散注意力。

技术四

取穴 涌泉穴或陷谷穴。

操作规程

方法一:取双侧涌泉穴,常规消毒后,用 0.5~1.0 寸毫针进针,深 0.4~0.8 寸,捻转得气,然后用电针仪的两根电极分别接通两侧针柄上,频率在 150 次左右,强度以病人耐受为度,直至症状缓解或消失。

方法二:病人仰卧或坐位,去双侧陷谷穴,常规消毒后,用 2 寸毫针,针尖向足心方向进针深 1.5 寸,大幅度提插捻转 5 分钟,并嘱咐病人深吸一口气,屏气时间越长越好,然后慢慢呼出,留针 30 分钟,在留针过程中反复屏气动作,每隔 5 分钟行针 1 次,1 日 1 次,10 天为一疗程。也可加电针治疗仪。

注意事项

1) 足针进针比较痛,针刺前应取得病人的合作,并采取快速无痛或微痛进针法。

2) 针刺时避免伤及骨膜。

3) 空腹、过饱、极度疲劳以及惧针灸者,不宜施针灸。

4）孕妇及身体虚弱者不宜针刺。

5）对于肢体麻木、感觉迟钝的人，注意不要施针过量治疗。

按语

呃逆俗称打嗝，西医称为膈肌痉挛。呃逆大多表现为突然气道上冲，喉间发出呃声，声短而频频发作，难以自行制止。引起呃逆的原因很多，吃饭过快、进食过冷或过热的食物、进食过饱、吸入冷空气、过度紧张等，也可由疾病引起，如胃炎等消化道疾病、脑血栓形成等脑部疾病、肺部、胸部、膈肌病变以及药物过敏等疾病均可引起呃逆。偶然发生的呃逆，一般不需要治疗，大多会自行消失。对于原发疾病引起的呃逆，在积极治疗原发疾病的同时，可采用脚部药浴进行辅助治疗。

13 便秘

13.1 便秘概述

13.1.1 概念

便秘既是一种独立的病证，也是一个在多种急慢性疾病过程中经常出现的症状。是指大肠传导功能失常导致的大便秘结不通，排便时间或排便间隔时间延长，或欲大便而艰涩不畅的一种病症。便秘可引起腹部胀满，甚则腹痛、食欲不振、头晕头痛、睡眠不安。长期便秘还会引起痔疮、便血、肛裂等。

13.1.2 便秘的病因病机

(1) 中医病因病机

中医认为，便秘是大肠传导功能失常造成的。多食辛辣食物，胃肠积热，或热病之后，大便难于排出。也可因年老体弱，气血两亏，气虚则大肠传送无力；血虚、津少则不能滋润大肠所致。

肠胃燥热：饮酒过度，嗜食辛辣，使肠胃积热，耗伤肠液，大肠失濡，产生便秘、尿黄、腹胀痛、口干口臭等症，治疗以麻子仁丸清热润肠。

气机郁滞：情志不畅，忧虑过度，或久坐少动，使气机郁滞，通降失常，大肠传导失职，产生便秘、腹胀、嗳气、胸胁痞满等症，治疗以六磨汤顺气行滞。

气血不足：脾气虚则大肠传导无力，血虚则津枯不能滋润大肠，产生便秘，大便时努挣无力，便后疲乏不适，大便并不干硬。若伴汗出气短的为气虚便秘。面色无华，头晕目眩，心悸失眠的为血虚便秘。气虚便秘用黄芪汤益气润便，血虚便秘用润肠丸以养血润便。

脾肾阳虚：素体阳虚，或病后、产后、年老，阴肾阳虚，阳气不足，阴寒凝结，肠道传送艰难，产生大便艰涩、排出困难、小便清长、怕冷喜暖、腹中冷痛等症，治疗以济川煎温阳通便。

(2) 西医病因病机

现代医学认为便秘多是由于缺乏排便动力（如膈肌、腹肌等衰弱）；肠道所受刺激不足（主要由于食物对大肠、直肠机械的或化学的刺激不足）；肠黏膜应激力减弱（各种肠黏膜的病变，如痢疾等）；精神抑郁或过分激动，不良的生活习惯，睡眠不足，使结肠蠕动失常等造成的。

便秘是一种常见的肛肠疾病，是指粪便硬结、排便困难或不尽感以及排便次数减少等。患者若长期任意延缓排便，将使直肠对粪便压力刺激失去正常的敏感性，使粪便久存积于直肠而不发生排便反射，从而形成习惯性便秘。

13.1.3 便秘的临床表现

本病主要临床特征为大便排出困难，排便时间或/及排便间隔时间延长，粪质多干硬。其表现或粪质干硬，排出困难，排便时间、排便间隔时间延长，大便次数减少，常三五日、七八日，甚至更长时间解一次大便，每次解大便常需半小时或更长时间，常伴腹胀腹痛、头晕头胀、嗳气食少、心烦失眠等症；或粪质干燥坚硬，排出困难，排便时间延长，常由于排便努挣导致肛裂、出血，日久还可引起痔疮，而排便间隔时间可能正常；或粪质并不干硬，也有便意，但排便无力，排出不畅，常需努挣，排便时间延长，多伴有汗出、气短乏力、心悸头晕等症状。由于燥屎内结，可在左下腹扪及质地较硬的条索状包块，排便后消失。本病起病缓慢，多属慢性病变过程，多发于中老年或女性。

13.1.4 便秘的临床诊断

(1) 西医诊断

1）大便常规、直肠指检是常规检查项目。

2）纤维结肠镜等有关检查，常有助于便秘的诊断和鉴别诊断。

(2) 中医诊断

1）大便排出困难，排便时间或/及排便间隔时间延长，粪质多干硬。起病缓慢，多属慢性病变过程。

2）常伴有腹胀腹痛，头晕头胀，嗳气食少，心烦失眠，肛裂、出血、痔疮，以及汗出，气短乏力，心悸头晕等症状。

3）发病常与外感寒热，内伤饮食情志，脏腑失调，坐卧少动，年老体弱等因素有关。

13.2 足疗技术在便秘中的临床应用

技术一

取穴

升结肠反射区、横结肠反射区、降结肠反射区、乙状结肠反射区、小肠反射区、肛门及直肠反射区、肾脏反射区、肺脏反射区、脾脏反射区、胃反射区（图

13.1、图 13.2、图 13.3）。

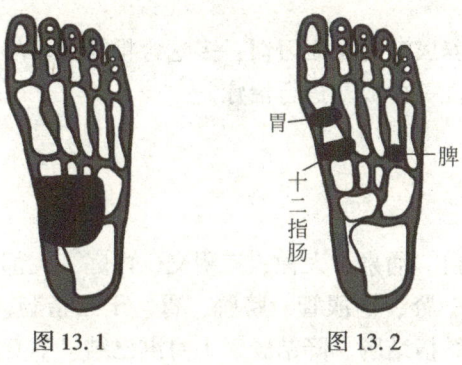

图 13.1　　　　图 13.2

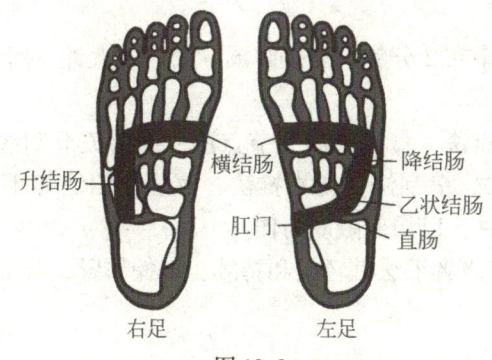

图 13.3

用药

麻仁 40g、莱菔子 30g、木香 20g、大黄 10g、枳实 15g。

药物制备

将以上 5 味药放入锅内加水适量，煎煮 30 分钟，去渣取汁，与 3000ml 开水一起倒入泡足桶中待用。

操作规程

1）用拇指揉压两足胃反射区 5 分钟，用手鱼际部推揉两足小肠反射区 3~5 分钟；用拇指从下向上推右足的升结肠反射区 3~5 分钟；用拇指从外向内推右足的横结肠反射区 3~5 分钟；用拇指从内向外推左足横结肠反射区 3~5 分钟；用拇指从上向下推按左足降结肠反射区 3~5 分钟；用食指单钩法从外向内按压直肠和肛肠反射区 5 分钟，每日 1 次。

2）待药汤温度致 35℃时熏洗双足。先熏蒸，然后泡洗双足，并依此按压上述有效反射区；每天熏泡 1~2 次，每次 20~30 分钟，每天 1 剂，7 天为 1 个疗程。

注意事项
平时应多饮水，养成定时排便习惯；多吃含粗纤维多的水果和蔬菜，少食辛辣食物；可配合麻仁丸等中成药进行治疗。

技术二

取穴

经穴：解溪、太白、涌泉、大钟、三阴交、内庭、大都、商丘。

反射区：肾上腺、肾、输尿管、膀胱、胃、十二指肠、小肠、直肠、肛门、胰、脾、腹腔神经丛、横结肠、降结肠、上身淋巴结、下身淋巴结。

奇穴：炉底三针。

操作规程

1) 按揉足底涌泉穴2分钟，点按解溪、太白、大钟、商丘、内庭、三阴交、炉底三针各2分钟。

2) 用拇指指端点法、食指指间关节点法、拇指关节刮法、按法、食指关节刮法、双指关节刮法、拳刮法、拇指推法、擦法、拍法等手法作用于相应反射区，各操作3~5分钟，以局部酸痛为佳。

注意事项 老年患者手法宜轻柔和持续，多操作肾、肾上腺反射区等。

技术三

取穴

反射区：腹腔神经丛、肾、输尿管、膀胱、胃、十二指肠、小肠、大肠、直肠、肛门、内尾骨、腰椎、骶椎等。

经穴：足三里、三阴交、照海、内庭、大敦。

操作规程 首先依次按揉腹腔神经丛、肾、输尿管、膀胱反射区各100次，再按胃、十二指肠、小肠、大肠、直肠、肛门、内尾骨、腰椎、骶椎反射区各100次，按揉足三里、三阴交、照海、内庭、大敦穴位各100次。做足部按摩时，以局部得气为度，每日1次，10天为1个疗程。

技术四

取穴

足部反射区：输尿管、膀胱、甲状旁腺、肾、胃、直肠、肛门。

经穴：上巨虚、下巨虚、足三里、行间。

操作规程 首先用中重度手法依次点按输尿管、膀胱、甲状旁腺、肾反射区各 100 次，再推按胃、直肠、肛门反射区各 100 次，按揉上巨虚、下巨虚、足三里、行间穴位各 100 次。速度要均匀，以使局部有酸胀麻痛感为度，每日 1 次，7 天为 1 个疗程。

技术五

用药 当归 30g，苦杏仁 50g，白酒 30g。

功效 养血润肠，散热通便。

主治 血虚肠燥型。

操作规程 将当归及苦杏仁同入锅中，加水浸泡 30 分钟，加水至 2000ml，煎煮 30 分钟后，去渣取汁，与白酒一同倒入泡足器中，先熏蒸后泡足 30 分钟，每晚 1 次，15 天为一个疗程。

技术六

用药 黄芪 20g，桃仁 30g，火麻仁 30g。

功效 益气补中，润肠通便。

主治 气虚便秘型。

操作方法 将以上药物同入锅中，加水浸泡 30 分钟，加水至 2000ml，煎煮 30 分钟后去渣取汁，倒入泡足器中，先熏蒸后泡足 30 分钟，每晚 1 次，15 天为一个疗程。

14　泄泻

14.1　泄泻概述

14.1.1　概念

泄泻亦称"腹泻",是指排便次数增多,粪便稀薄,或泻出如水样。古人将大便溏薄者称为"泄",大便如水注者称为"泻"。本病一年四季均可发生,但以夏秋两季多见。本证可见于多种疾病,临床可概分为急性泄泻和慢性泄泻两类。泄泻多见于西医学的急慢性肠炎、胃肠功能紊乱、过敏性肠炎、溃疡性结肠炎、肠结核等。

14.1.2　病因病机

(1) 中医病因病机

泄泻病变脏腑主要在脾、胃和大小肠。其致病原因,有感受外邪、饮食不节、情志所伤及脏腑虚弱等,脾虚、湿盛是导致本病发生的重要因素,两者互相影响,互为因果。急性泄泻,因饮食不节,进食生冷不洁之物,损伤脾胃,运化失常;或暑湿热邪,客于肠胃,脾受湿困,邪滞交阻,气机不利,肠胃运化及传导功能失常,以致清浊不分,水谷夹杂而下,发生泄泻。慢性泄泻,由脾胃素虚,久病气虚或外邪迁延日久,脾胃受纳、运化失职,水湿内停,清浊不分而下;或情志不调,肝失疏泄,横逆乘脾,运化失常,而成泄泻;或肾阳亏虚,命门火衰,不能温煦脾土,腐熟水谷,而致下泄。

(2) 西医病因病机

西医学认为腹泻可由多种原因引起,当摄入大量不吸收的高渗溶质,使体液被动进入肠腔时,可导致渗透性腹泻;由于胃肠道水与电解质分泌过多或吸收受抑制而引起分泌性腹泻;当肠黏膜完整性因炎症、溃疡等病变而受到损伤时,造成大量渗出而形成渗出性腹泻(炎症性腹泻);当胃肠运动关系到腔内水电解质与肠上皮接触的时间缩短时,直接影响到水的吸收,形成胃肠运动功能异常性腹泻。

14.1.3 临床表现

(1) 急性泄泻

发病势急，病程短，大便次数显著增多，小便减少。兼见大便清稀，水谷相混，肠鸣胀痛，口不渴，身寒喜温，舌淡，苔白滑，脉迟者，为感受寒湿之邪；便稀有黏液，肛门灼热，腹痛，口渴喜冷饮，小便短赤，舌红，苔黄腻，脉濡数者，为感受湿热之邪；腹痛肠鸣，大便恶臭，泻后痛减，伴有未消化的食物，嗳腐吞酸，不思饮食，舌苔垢浊或厚腻，脉滑者，为饮食停滞。

(2) 慢性泄泻

主症发病势缓，病程较长，多由急性泄泻演变而来，便泻次数较少。泄泻兼见大便溏薄，腹胀肠鸣，面色萎黄，神疲肢软，舌淡苔薄，脉细弱者，为脾虚；嗳气食少，腹痛泄泻与情志有关，伴有胸胁胀闷，舌淡红，脉弦者，为肝郁；黎明之前腹中微痛，肠鸣即泻，泻后痛减，形寒肢冷，腰膝酸软，舌淡苔白，脉沉细者，为肾虚。

14.1.4 临床诊断

(1) 西医诊断

1) 常规化验血常规和生化检查：可了解有无贫血、白细胞增多和糖尿病以及电解质和酸碱平衡情况。新鲜粪便检查是诊断急、慢性腹泻病因的最重要步骤，可发现出血、脓细胞、原虫、虫卵、脂肪瘤、未消化食物等。隐血试验可检出不显性出血。粪培养可发现致病微生物。鉴别分泌性腹泻和高渗性腹泻有时需要检查粪电解质和渗透性。

2) 小肠吸收功能试验

粪脂测定：粪涂片用苏丹Ⅲ染色在镜下观察脂肪滴是最简单的定性检查方法，粪脂含量在15%以上者多为阳性。脂肪平衡试验是用化学方法测定每日粪脂含量，结果最准确。131碘-甘油三酯和131碘-油酸吸收试验较简便但准确性不及平衡试验。粪脂量超过正常时反应脂肪吸收不良，可因小肠黏膜病变、肠内细菌过长或胰外分泌不足等原因引起。

D-木糖吸收试验：阳性者反映空肠疾病或小肠细菌过长引起的吸收不良。在仅有胰腺外分泌不足或仅累及回肠的疾病，木糖试验正常。

维生素 B_{12} 吸收试验（Schilling 试验）在回肠功能不良或切除过多、肠内细菌过长以及恶性贫血时，维生素 B_{12} 尿排泄量低于正常。

胰功能试验：功能异常时表明小肠吸收不良是由胰腺病引起的。

3）呼气试验

^{14}C-甘氨酸呼气试验：在回肠功能不良或切除过多肠内细菌过长时，肺呼出的$^{14}CO_2$和粪排出的$^{14}CO_2$明显增多。

氢呼气试验：在诊断乳糖或其他双糖吸收不良，小肠内细菌过长，或小肠传递过速有价值。

4）影像诊断

X线检查 X线钡餐、钡灌肠检查和腹部平片可显示胃肠道病变、运动功能状态、胆石、胰腺或淋巴结钙化。选择性血管造影和CT对诊断消化系统肿瘤尤有价值。

内镜检查直肠镜和乙状结肠镜和活组织检查的操作简便，对相应肠段的癌肿有早期诊断价值。纤维结肠镜检查和活检可观察并诊断全结肠和末端回肠的病变。小肠镜的操作不易，可观察十二指肠和空肠近段病变并作活检。怀疑胆道和胰腺病变时，ERCP有重要价值。

B型超声扫描为无创性和无放射性检查方法，应优先采用。

小肠黏膜活组织检查对弥漫性小肠黏膜病变，如热带性口炎性腹泻、乳糜泻、惠普尔（Whipple）病、弥漫性小肠淋巴瘤（α重链病）等，可经口手入小肠活检管吸取小肠黏膜做病理检查，以确定诊断。

(2) 中医诊断

1）大便次数增多，每日超过3～5次，多者达10次以上，呈淡黄色，如蛋花汤样，或黄绿稀溏，或色褐而臭，可有少量黏液。或伴有恶心、呕吐、腹痛、发热、口渴等症。

2）有乳食不节，饮食不洁或感受时邪病史。

3）重症腹泻及呕吐严重者，可见小便短少，体温升高，烦渴神疲，皮肤干瘪，囟门凹陷，目眶下陷，啼哭无泪等脱水征，以及口唇樱红，呼吸深长，腹胀等酸碱平衡失调和电解质紊乱的表现。

4）大便镜检可有脂肪球或少量白细胞、红细胞。

5）大便病原体检查可有致病性大肠杆菌或病毒检查阳性等。

14.2 足疗技术在泄泻中的应用

技术一

取穴

足底部反射区：腹腔神经丛、脾、肾、输尿管、膀胱、胃、胰、十二指肠、盲肠（阑尾）、回盲瓣、升结肠、横结肠、降结肠、乙状结肠及直肠、小肠、肛门、生殖腺。

足外侧反射区：下腹部、生殖腺。

足背部反射区：腹股沟管、上身淋巴结、下身淋巴结、膈、胸部淋巴结（胸腺）。

操作规程

首先用热水泡泡脚时间持续15分钟上下。水量要没过脚面，最好到小腿肚，可边泡边放热水，直至双脚泡发红。泡脚使用白醋（或食用醋都可以），效果更好，可以促使血液循环。泡脚时，水温不宜过高，以免烫伤。洗脚后，可以先做左脚，备用一个干净的毛巾，右脚先包上，涂抹按摩油，既可以润肤，又不伤皮肤。常用手法：

1）足底部反射区：拇指指端点法、食指指间关节点法、拇指关节刮法、按法、食指关节刮法、拇指推法、擦法、拳面叩击法等。在可以忍受的范围内，持续40分钟。（图14.1）

2）足外侧反射区：食指外侧缘刮法、按法、拇指推法、叩击法等，持续30分钟。（图14.2）

3）足背部反射区：拇指指端点法、食指指间关节点法、分法、食指推法，持续40分钟。（图14.3）

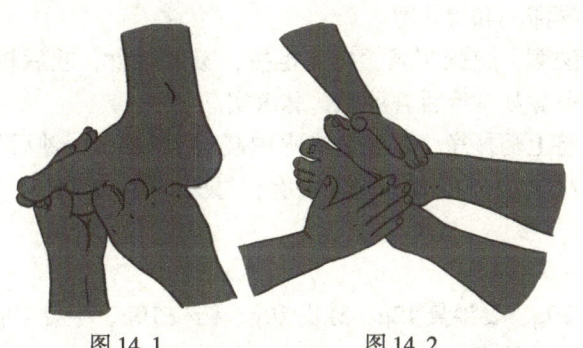

图14.1　　　　图14.2

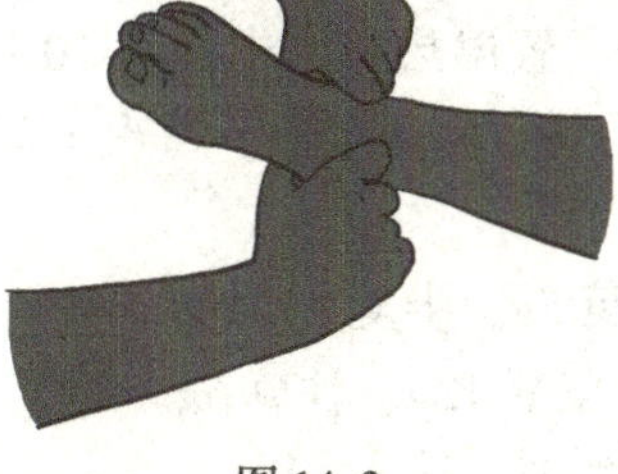

图14.3

技术二

(1) 方药一

用药 藿香15g、苏叶12g、姜半夏9g、白术12g、茯苓20g、大腹皮12g、厚朴10g、枳壳9g、陈皮10g、生姜10g、甘草6g、大枣4枚。

功效 解表和中，理气化湿。

主治 发病较急，突然恶心呕吐，胸闷脘胀，头晕纳呆。如感受寒邪，兼见发热恶寒，头痛无汗，苔薄白或白腻，脉浮紧；如感受风热，兼见发热恶风，头痛自汗，舌红，苔薄黄，脉浮数；如感受暑湿呕吐者，发于夏暑季节，兼见发热汗出，心烦口渴，舌质红，苔黄腻，脉濡数。

操作规程 将上药择净，置温热浴水中浸泡10～15分钟后足浴，冷后可再续热水足浴，每次10～15分钟，每晚1次，每次1剂，连续5～7天。

(2) 方药二

药用 六神曲15g、焦山楂15g、法半夏12g、内金12g、炒谷麦芽各15g、大腹皮12g、陈皮10g、枳壳6g。

功效 消食导滞，和胃止呕。

主治 呕吐酸腐，脘腹胀满，疼痛拒按，嗳气厌食，吐后较舒，得食尤甚，大便或溏或秘，苔脉如常或舌苔厚腻，脉滑实。

操作规程 将上药择净，置温热浴水中浸泡10～15分钟后足浴，冷后可再续热水足浴，每次10～15分钟，每晚1次，每次1剂，连续5～7天。

(3) 方药三

用药 茯苓20g、姜半夏12g、陈皮10g、桂枝10g、生姜10g、苍术12g、厚朴10g、吴茱萸9g、甘草6g。

功效 温化痰饮，和胃降逆。

主治 呕吐清水痰涎，胸脘痞闷，脘中水声漉漉，不思纳食，头眩心悸，苔白腻，脉滑。

操作规程 将上药择净，置温热浴水中浸泡10～15分钟后足浴，冷后可再续热水足浴，每次10～15分钟，每晚1次，每次1剂，连续5～7天。

(4) 方药四

用药 黄连15g、吴茱萸5g、半夏9g、郁金12g、山楂15g、苏叶12g、旋覆花9g、香附9g、厚朴10g、柴胡12g、甘草6g。

功效 疏肝理气，和胃降逆。

主治 呕吐吞酸，情绪波动时加重，干呕泛恶，嗳气太息，咽中如梗塞状，胸胁胀痛，烦闷不舒，口苦，舌边尖红，苔薄腻，脉弦。

操作规程 将上药择净，置温热浴水中浸泡 10~15 分钟后足浴，冷后可再续热水足浴，每次 10~15 分钟，每晚 1 次，每次 1 剂，连续 5~7 天。

(5) 方药五

用药 党参 15g、茯苓 20g、炒白术 12g、姜半夏 9g、吴茱萸 9g、干姜 12g、砂仁 10g、陈皮 10g、炒扁豆 12g、甘草 6g。

功效 温中健脾，和胃降逆。

主治 饮食稍多即吐，时作时止，胃脘痞闷，食欲不振，消化力差，口干渴不欲饮，喜暖恶寒，四肢不温，面色少华，倦怠乏力，大便溏薄，舌淡，苔薄白，脉虚弱。

操作规程 将上药择净，置温热浴水中浸泡 10~15 分钟后足浴，冷后可再续热水足浴，每次 10~15 分钟，每晚 1 次，每次 1 剂，连续 5~7 天。

(6) 方药六

用药 沙参 15g、麦冬 15g、竹沥 10g、半夏 9g、姜竹茹 12g、玉竹 12g、石斛 9g、天花粉 10g、枇杷叶 10g、生地 12g、白芍 10g、白扁豆 9g、陈皮 10g。

功效 滋阴养胃，降逆止呕。

主治 呕吐反复发作或时作干呕，恶心，似饥不欲食，胃脘有嘈杂感，口干咽燥，舌红少津，脉多细数。

操作规程 将上药择净，置温热浴水中浸泡 10~15 分钟后足浴，冷后可再续热水足浴，每次 10~15 分钟，每晚 1 次，每次 1 剂，连续 5~7 天。

14.3 调护

(1) 一般护理

保持病室空气新鲜、阳光充足、通风良好。如系传染病应严格执行消化道隔离或床边隔离，以防止交叉感染。急性期应卧床休息。注意保暖，按摩腹部，避免压迫和其他增高腹压的机械性刺激。恢复期和慢性期可以适当活动，但应注意劳逸结合。

(2) 情志护理

加强心理疏导，保持心情舒畅。忧思恼怒，木郁不达，肝气横逆乘脾，脾胃受制，运化失常，而成泄泻。应耐心解释情绪与疾病的关系，使患者懂得气机调畅有利于早日康复。

(3) 病情观察

观察泻下物的颜色、气味、形态、量、混入物，以及排便次数、时间和进食关系。以辨泄泻的寒、热、虚、实。若大便清稀甚至呈水样，腹痛肠鸣为感受寒湿；粪便黄褐而臭，泻下急迫为感受湿热；暑湿泻下如败卵、泄后痛减为食滞肠胃；泄泻以情绪波动时加重为肝气犯胃；黎明前泄泻为肾阳虚衰；泻下水谷不化为脾胃虚弱。观察并且记录体温、舌苔、脉象、神志的变化，有无口渴、口唇黏膜干燥、皮肤弹性下降、尿量减少等脱水症状，有无肌肉软弱无力、腹胀、肠麻痹、心律不齐等低血钾表现，一旦出现及时报告医生，并且采取积极措施。

(4) 饮食调护

饮食以清淡、少油、容易消化流质或半流质为宜。宜食菜汤、果汁、热粥、焦米汤。生冷、多纤维、不容易消化等食物大量摄取可以造成机械性刺激，故应忌食。应避免食生冷、甜腻、含碳酸的产气饮料。忌烟酒、辛辣刺激食物，忌食牛奶和乳制品，以防肠胀气。烹调方法要少用或不用油，以蒸、炖为宜，忌油炸。保证水分的摄入量。如出现面色苍白、皮肤弹性差、心率加快、血压下降、汗出肢冷等症，为脱水现象，应鼓励病人喝凉开水，并且立即报告医生，做好输液和急救准备。

(5) 给药护理

中药汤剂一般温服。黄连素小檗碱不宜与活性炭（药用炭）同时服用，因活性炭有吸附作用。胃蛋白酶应在酸性条件下使用，不宜与磺胺类或碱性药物同时服用。急性泄泻不可骤用补涩，以免关门留寇，慢性泄泻不可分利太过，以免损正伤阴。

(6) 辨证施护

1) 寒湿泄泻证候为泄泻清稀，甚至如水样，来势较急，肠鸣腹痛，纳呆脘闷，或伴恶寒发热，头身疼痛，舌苔薄白，脉濡缓。选藿香正气散加减以芳香化湿，解表散寒，适宜饭前热服。寒重可用理中汤，腹痛可按揉腹部或推磨气海、关元、长强穴，或用热水热敷腹部。饮食适宜温热清淡，忌食肥厚、生冷、油腻食品。

2) 湿热泄泻证候为泄泻腹痛，泻下急迫，粪色黄褐，气味臭，肛门热、或泄而不爽、心烦口渴、小便短赤，或伴有发热，舌苔黄腻，脉象濡滑而数。药物选葛根芩连汤以清利湿热，适宜饭前凉服。可推磨中脘、天枢、气海、脾俞、足三里穴。饮食适宜清淡爽口，多给予水果汁或以瓜果煎汤饮，忌食辛辣、油腻、烟酒等助热生湿之品。

3) 食滞泄泻证候为泄泻，腹痛长鸣，粪便臭，泻后痛减，不思饮食，舌苔厚腻，脉滑。药物选保和丸以化积导滞，适宜饭后服。推磨上脘、中脘、天枢、气海、关元等穴位。饮食根据病情给予细软或半流质饮食，少量多餐；泄泻重者，控制饮食。忌生冷，肥甘厚腻食品。

4）肝气乘脾证候为腹痛肠鸣泄泻，每因情志不畅诱发，泻后腹痛缓解，嗳气少食，舌淡红，脉弦。选痛泻要方以和中止泻，适宜饭后温服。腹痛时可指导患者推磨中脘、天枢、气海、关元穴等。饮食适宜素食，清淡，少食多餐，常吃萝卜、菠菜、番茄、山药、冬瓜、柑橘等以疏肝理气，忌食辛辣、煎炸、油腻肥厚、烟酒等助湿困脾生热之品。

5）脾胃虚弱证候为大便时溏时泻，夹有不消化食物，稍进油腻食物大便次数明显增多，腹胀纳差，舌淡苔白，脉细弱。选参苓白术散加减以健脾止泻，适宜空腹热服。可顺时针按摩中脘、天枢、气海、关元等穴，按揉脾俞、胃俞、大肠俞、长强、足三里至温热。饮食有节，定时定量，少量多餐，选富有营养，易于消化食物，常食黄芪粥或以莲子山药扁豆大枣苡仁粥，以健脾益气。忌生冷、肥甘、煎炸等伤脾碍胃之品。

6）肾阳虚衰证候为黎明之前脐腹隐痛，肠鸣腹泻，泻后则安，病程日久，形寒肢冷，腰膝酸软，舌淡苔白，脉沉细。选四神丸加味以温肾健脾，固涩止泻，适宜空腹热服。可顺时针按摩中脘、天枢、气海、关元等穴，按揉脾俞、大肠俞、长强、肾俞、命门穴。饮食适宜营养丰富，温软，可食芡实粥。常食胡核桃山药芡实等，忌生冷、油腻、肥甘、煎炸等。

(7) 注意事项

1）注意饮食卫生，勿食变质或不洁之物，勿过食生冷，或肥甘厚腻，或酒食过度，以防损伤脾胃。

2）生活起居有规律，根据气候变化增减衣被。夏季或梅雨季节勿贪凉露宿，或冒雨涉水，或久卧湿地，以防止湿邪侵入，脾阳受损。

3）平时多听轻音乐，以陶冶情操、消除烦恼。

4）养成良好的饮食习惯。饮食有节，适宜清淡、富有营养，避免进食生冷食物，忌食难消化的食物。

5）讲究环境卫生和个人卫生，锻炼身体以加强体质。

14.4 其他疗法

14.4.1 急性泄泻

功效 除湿导滞，通调腑气。以足阳明、足太阴经穴为主。

取穴

主穴：天枢、上巨虚、阴陵泉、水分。

配穴：寒湿者，加神阙；湿热者，加内庭；食滞者，加中脘。

操作规程 毫针泻法。神阙用隔姜灸法。

方义 天枢为大肠募穴，可调理肠胃气机。上巨虚为大肠下合穴，可运化湿滞，取"合治内腑"之意。阴陵泉可健脾化湿。分利小便而实大便。

14.4.2 慢性泄泻

功效 健脾温肾，固本止泻。以任脉及足阳明、足太阴经穴为主。

取穴

主穴：神阙、天枢、足三里、公孙。

配穴：脾虚者，加脾俞、太白；肝郁者，加太冲；肾虚者，加肾俞、命门。

操作规程 神阙用灸法；天枢用平补平泻法；足三里、公孙用补法。配穴按虚补实泻法操作。

方义 灸神阙可温补元阳，固本止泻。天枢为大肠募穴，能调理肠胃气机。足三里、公孙健脾益胃。

15 胃下垂

15.1 胃下垂概述

15.1.1 概念

胃下垂是指人在站立时，因为胃膈韧带、肝胃韧带无力，或腹肌松弛、膈肌悬力不足，或腹内压降低，从而于站立姿势时，胃大弯垂抵盆腔，胃小弯弧线最低点低于髂嵴连线的一种内脏下垂疾病，多伴有不欲饮食，腹部坠胀感等一系列消化道症状。本病在中医学属于"胃缓"范畴，祖国医学认为本病多由于脾胃不健，中气下陷所致。本病多见于成年体型瘦长者，素体瘦弱者及多产妇女者。

15.1.2 病因病机

(1) 中医病因病机

中医学认为本病大多因脾胃虚弱，或饮食过量，伤及脾胃，或肝气不疏，横犯脾胃，使脾胃运化失调，水谷精微不运，则气血生化无源，元气耗伤，无力升举，中气下陷而致。

(2) 西医病因病机

西医学认为本病主要是因腹壁的紧张度发生变化，胃膈韧带和肝胃韧带松弛无力，腹肌松弛，膈肌无力所致，不能固托于原来位置而引起的。还包括膈肌活动力下降，腹压下降，胃脾韧带、胃结肠韧带松弛无力等能够造成膈肌下移的因素。

15.1.3 临床表现

本病分度一般以小弯切迹低于两髂嵴连线水平 1~5cm 为轻度，6~10cm 为中度，11cm 以上为重度。一般来说，轻度患者多无明显表现。而中重度者可有腹部胀满感、沉重感等腹胀及上腹部不适；顽固性便秘；餐后、运动后加重的持续性隐痛；大量进食后易出现恶心、呕吐；还可有情志不舒等症状。本病全身症状多表现为逐渐消瘦，可伴有眩晕、乏力、心悸、失眠、多梦等症状。

15.1.4 临床诊断

根据患者的临床表现做出诊断，主要包括腹部的不适症状及全身伴随症状。

临床体征可闻及脐下有振水音，腹主动脉搏动可在上腹部触及，腹部压痛点随姿势不同而移动；X 线钡餐造影显示胃小弯切迹低至髂嵴连线以下；饮水超声波检查：饮水后测知胃下缘移入盆腔内。

15.2　足疗技术在胃下垂中的应用

技术一

用药　艾叶、附子、炒白术各 20g，枳壳 10g，升麻 5g。
功效　温阳健脾，益气托里。
主治　脾阳虚型。
操作规程　将以上药物同入锅中，加水浸泡 30 分钟，加水至 2000ml，煎煮 15 分钟后，去渣取汁，倒入泡足器中，先熏蒸后泡足 30 分钟，每晚 1 次，10 天为 1 个疗程。

技术二

用药　升麻 60g，陈皮、白术各 15g。
功效　补中益气，健脾升提。
主治　脾气虚型。
操作规程　将以上药物同入锅中，加水浸泡 30 分钟，加水至 2000ml，煎煮 30 分钟后，去渣取汁，倒入泡足器中，先熏蒸后泡足 30 分钟，每晚 1 次，10 天为 1 个疗程。

技术三

用药　附子 120g，五倍子 90g，蓖麻子 150g，细辛 10g。
功效　温阳益气举陷。
主治　阳虚下陷型。
操作规程　将以上药物捣烂研细，制成约 2cm 的药饼，分别贴于涌泉穴和百会穴，用纱布固定，2 天换药 1 次，3 次为 1 疗程。

技术四

取穴
足部反射区：腹腔神经丛、肾、输尿管、膀胱、胃、十二指肠、膈（横膈膜）。
经穴：足三里、三阴交、上巨虚。

操作规程 首先用中重度手法按揉腹腔神经丛、肾、膀胱、胃、十二指肠、膈反射区各 200 次,再按输尿管反射区各 100 次,按揉足三里、三阴交、上巨虚穴位各 200 次。每日 1 次,15 天为 1 个疗程。

技术五

取穴

足部反射区:腹腔神经丛、肾、输尿管、膀胱、胃、十二指肠、小肠、大肠、直肠、肛门、内尾骨、腰椎、骶椎。

经穴:上巨虚、下巨虚、足三里、内庭、照海。

操作规程 首先依次点按腹腔神经丛、肾、膀胱、胃、十二指肠反射区各 100 次,再按压小肠、大肠、直肠、肛门反射区各 50 次,按揉内尾骨、腰椎、骶椎反射区各 30 次,推按输尿管反射区 100 次,按揉上巨虚、下巨虚、足三里、内庭、照海穴位各 50 次。按摩时,以局部有酸胀麻痛感为度,每日 1 次,30 天为 1 个疗程。

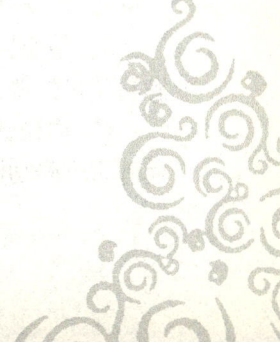

16 腹胀

16.1 腹胀概述

16.1.1 概念

腹胀，即腹部胀大或胀满不适，可以是一种主观上的感觉，感到腹部的一部分或全腹部胀满，通常常伴有相关的症状。

腹胀是一种常见的消化系统症状，引起腹胀的原因主要见于胃肠道胀气、各种原因所致的腹水、腹腔肿瘤等。一般说来胃肠气胀均有腹部膨隆，局限于上腹部的膨隆多见于胃或横结肠积气所致，小肠积气腹部膨隆可局限于中腹部，也可为全腹部膨隆，结肠积气腹部膨隆可局限于下腹部或左下腹部。幽门梗阻时，上腹部可有胃型及蠕动波，肠梗阻时可见肠型及肠蠕动波，肠鸣音亢进或减弱，腹膜炎患者可有压痛及肌紧张。

腹部胀满属于中医"痞满"范畴，是指自觉心下痞塞，胸膈胀满，触之无形，按之柔软，压之无痛为主要症状的病证。

16.1.2 病因病机

(1) 中医病因病机

感受外邪、内伤饮食、情志失调等可引起中焦气机不利，脾胃升降失职而发生腹部胀满（痞满）症状。《诸病源候论·腹胀候》："腹胀者，由阳气外虚、阴气内积故也。阳气外虚受风冷邪气，风冷，阴气也。冷积于府脏之间不散，与脾气相壅，虚则胀，故腹满而气微喘。"

1) 感受外邪：外感六淫，表邪入里，或误下伤中，邪气乘虚内陷，结于胃脘，阻塞中焦气机，升降失司，遂成腹胀。

2) 脾胃损伤：由于饥饱无度，或营养不良，均会损伤脾胃，使脾失健运，升降失节，气滞不能正常运行而致腹部胀满。

3) 情志因素：由于情志不舒畅，肝气因而郁结，失于疏泄，横逆乘脾犯胃，脾胃气机失调，脾气受损，运化不力，气机不畅，可致腹胀。

4) 内伤饮食：暴饮暴食、过食肥甘，不得宣化，壅滞于中焦，气机郁阻，使脾胃升降功能失调，以致腹胀。

总之，腹胀（痞满）的基本病位在胃，与肝脾关系密切，中焦气机不利，脾胃升降失职为导致本病发生的病机关键。

（2）西医病因病机

人体消化道内的气体主要来源有二，一是外在的空气进入体内，当说话、咽下食物时，不少空气也随着下肚。另一个来源是大肠内细菌分解食物过程中产生。腹胀是由于胃肠道内存在过量的气体，属于肠胃功能紊乱症的一种症状，其主要病因及发病机制如下：

1) 食物发酵：正常情况下，回肠下端和升结肠有大量细菌存在。如果食糜在这段肠里因某种原因停留时间过长，在细菌的作用下，可以引起食糜发酵，产生大量的气体，引起腹胀。

2) 吸入空气：吃东西时因讲话或饮食习惯不良吸入大量空气，而引起肠胀气。

3) 胃肠道中气体吸收障碍：正常情况下，腹腔内大部分气体，经肠壁血管吸收后，由肺部呼吸排出体外。有些疾病，肠壁血液循环发生障碍，影响肠腔内气体吸收，从而引起腹胀。

4) 胃肠道内气体排出障碍：因某些原因，肠蠕动功能减弱或消失，所以肠腔内的气体排不出体外，因而引起腹胀。

16.1.3 临床表现

临床以胃脘部痞塞不舒，满闷嗳气，并有按之柔软，压之不痛，望无胀形为主要临床特点。发病缓慢，时轻时重，反复发作，病程漫长。多由饮食、情志、起居、寒温等因素诱发。

16.1.4 临床诊断

（1）西医诊断

正常人胃肠道内可有少量气体，约150ml左右，当咽入胃内空气过多或因消化吸收功能不良时，胃肠道内产气过多，而肠道内的气体又不能从肛门排出体外，则可导致腹胀。临床上常见的引起胃肠道胀气的疾病有吞气症、急性胃扩张、幽门梗阻、肠梗阻、肠麻痹、顽固性便秘、肝胆疾病及某些全身性疾病。晚期妊娠也可引起腹胀，但属生理性的。

本病主要依靠症状来诊断，可进一步结合血清学及影像学检查，以明确引起腹胀的原因和病位。

（2）中医诊断

辨证要点应首先辨虚实，次辨寒热，还要辨虚实寒热的兼夹。

1）实痞：主要分饮食内停、痰湿中阻、湿热阻胃、肝胃不和等证型。
2）虚痞：主要分为脾胃虚弱、胃阴不足等证型。

16.2　足疗技术在腹胀中的应用

技术一

用药　厚朴、枳壳各10g，白术12g，白扁豆15g。
功效　健脾燥湿，行气除胀。
主治　痰湿阻滞型腹胀。症见脘腹满闷，头晕目眩，身重困倦，口淡不渴，小便不利，舌质红，苔白厚，脉沉滑。
操作规程　将以上药物同入锅中，加水浸泡30分钟，加水至2000ml，煎煮30分钟后，去渣取汁，倒入泡足器中，先熏蒸后泡足30分钟，每晚1次，10天为1个疗程。

技术二

用药　桂枝、焦山楂、焦谷芽、焦麦芽、神曲各10g。
功效　健脾开胃，下气消胀。
主治　饮食内停型。脘腹胀满，进食尤甚，拒按，嗳气吞酸，厌食，大便不调，矢气频作，舌红苔厚腻，脉滑。
操作规程　将以上药物同入锅中，加水浸泡30分钟，加水至2000ml，煎煮30分钟后，去渣取汁，倒入泡足器中，先熏蒸后泡足30分钟，每晚1次，10天为1个疗程。

技术三

用药　黄芩、陈皮、半夏、藿香、苏梗、郁金各20g，黄连、生甘草各6g。
功效　清利湿热，健脾和胃，理气除胀。
主治　湿热蕴脾型。症见脘腹满闷，嘈杂不舒，恶心呕吐，口干不欲饮，口苦，纳少，舌质红，苔黄腻，脉滑数。
操作规程　将以上药物同入锅中，加水浸泡30分钟，加水至2000ml，煎煮30分钟后，去渣取汁，倒入泡足器中，先熏蒸后泡足30分钟，每晚1次，10天为1个疗程。

技术四

用药　柴胡、陈皮、半夏、木香、川楝子、元胡各10g，白芍24g，茯苓

15g，党参、白术各12g，炙甘草6g。

功效　疏肝健脾，消胀和胃。

主治　肝脾不和型。症见脘腹满闷，心烦易怒，善太息，嗳气，或吐苦水，大便不爽，舌质红，苔白厚，脉弦。

操作规程　将以上药物同入锅中，加水浸泡30分钟，加水至2000ml，煎煮30分钟后，去渣取汁，倒入泡足器中，先熏蒸后泡足30分钟，每晚1次，10天为1个疗程。

技术五

取穴　膀胱、升结肠、胰、十二指肠、脾、肺、肾、肝、胆、大肠、腹腔神经丛、纵隔、胸部、直肠、肛门、下腹部、上下身淋巴等足部反射区。

操作规程　膀胱上下左右定点按压，升结肠由上至下刮压，胰、十二指肠横推，脾上下左右定点按压，肺分阶段由上至下刮压，肾由上至下刮压，肝由下至上刮压，胆定点按压，大肠按顺序用力按压，腹腔神经丛由下至上刮压，纵隔、胸部双手同步由上至下刮压，直肠、肛门先上下刮压，然后由上至下刮压，下腹部上下刮压，上下身淋巴定点按压。

17 胆囊炎、胆石症

17.1 胆囊炎、胆石症概述

17.1.1 概念

胆囊炎、胆石症是消化内科的常见病症，两者常相兼出现。胆囊炎多由胆结石长期存在，或由亚急性、急性胆囊炎反复发作引起胆囊功能异常的一类胆囊炎症性疾病，而根据是否存在结石可将本病分为结石性胆囊炎、非结石性胆囊炎两大类。后者多由细菌、病毒感染或胆盐与胰酶而引起。此病属于中医"胁痛"、"黄疸"等病的范畴。

17.1.2 病因病机

(1) 中医病因病机

中医学认为本病与下列病因有关：

1) 外邪侵袭：湿热病邪易侵犯胆腑，使胆失疏泄，故有黄疸，不通则痛，则有胁痛。

2) 情志不舒：肝性喜条达，情志不遂则肝失于条达，胆附于肝下，其经脉分布于胁，肝胆之气瘀阻则胁痛。

3) 饮食不节：过食肥甘厚味，易生湿浊，郁于肝胆，久而化热，湿热熏蒸，胆失疏泄，亦可引起胁痛。

(2) 西医病因病机

西医认为该病多由胆囊结石长期存在，或由亚急性或急性胆囊炎反复发作引起结石、炎症的反复刺激，使胆囊壁充血、水肿、增厚并且纤维组织增生。细菌感染时胆囊管或胆总管梗阻也是本病的发病基础。

17.1.3 临床表现

大多数患者均有右上腹持续性隐痛或胀痛，并可放射到右肩背区，可伴有恶心、呕吐、嗳气、反酸、食欲不振或口苦、黄疸等症状，进食高油脂餐后症状加剧，也可因精神过度紧张等加重病情。

17.1.4 临床诊断

主要根据患者症状及个人饮食不洁史等作出诊断,大多数患者存在胆结石病史,突然出现的右上腹持续性隐痛或胀痛,可放射到右肩胛区,伴腹胀、恶心等消化不良症状。

患者体征主要为胆囊区触诊压痛,叩诊可出现叩击痛。扪及光滑、圆形囊性肿块为胆囊积水。实验室检查可见,白细胞计数增高,少数患者转氨酶升高。经腹部彩超可明确本病诊断,合并胆囊结石且发生过黄疸、胰腺炎的患者应做MRCP 或 CT 等检查以了解胆总管的情况。

17.2 足疗技术在胆囊炎、胆石症中的应用

技术一

用药 金钱草、龙胆草、青皮、陈皮、赤芍、丹皮、川芎各 15g,小茴香 30g。

功效 化湿清热,活血止痛。

主治 湿热瘀阻型。

操作规程 将以上药物同入锅中,加水浸泡 30 分钟,加水至 2000ml,煎煮 15 分钟后,去渣取汁,倒入泡足器中,先熏蒸后泡足 30 分钟,每晚 1 次,10 天为 1 个疗程。

技术二

用药 金钱草、海金砂、郁金、枳壳、延胡索各 30g,川楝子、大腹皮各 15g。

功效 理气止痛,化湿通腑。

主治 湿阻气滞型。

操作规程 将以上药物同入锅中,加水浸泡 30 分钟,加水至 2000ml,煎煮 30 分钟后,去渣取汁,倒入泡足器中,先熏蒸后泡足 30 分钟,每晚 1 次,10 天为 1 个疗程。

技术三

取穴 足部反射区:腹腔神经丛、肾、输尿管、膀胱、肝、胆囊、脾、上(下)淋巴结、胸部淋巴结等足部反射区。经穴:足三里、三阴交、阳陵泉、太冲、太溪、涌泉。

操作规程 首先用中等力度推按腹腔神经丛、肾、输尿管、膀胱反射区各 3 分钟，再用中重度手法点按肝、胆囊、脾、上（下）淋巴结、胸部淋巴结反射区各 3~5 分钟，用中重度手法按揉足三里、三阴交、阳陵泉、太冲、太溪穴位 3~5 分钟。按摩时，以患者局部有酸胀麻痛感为度，每日 1 次，10 天为 1 个疗程。

技术四

取穴 足部反射区：肾、输尿管、膀胱、肝、胆、胃、腹腔淋巴结、盆腔淋巴结、十二指肠、腹腔神经丛。经穴：足三里、胆囊穴、阳陵泉、太冲。

操作规程 首先用中度手法依次点按肾、输尿管、膀胱、肝、胆、胃、十二指肠反射区各 100 次，再按腹腔淋巴结、盆腔淋巴结、腹腔神经丛反射区各 100 次，用中度手法按揉足三里、胆囊穴、阳陵泉、太冲等穴位各 100 次。按摩时，速度要均匀，力度要适中，以局部有酸胀麻痛感为度。每日 1 次，15 天为 1 个疗程。

18 冠心病

18.1 冠心病概述

18.1.1 概念

冠状动脉性心脏病简称为冠心病。指由于脂质代谢不正常,血液中的脂质沉着在原本光滑的动脉内膜上,在动脉内膜一些类似粥样的脂类物质堆积而成白色斑块,称为冠状动脉粥样硬化性病变。

在主动脉的根部分出两条动脉,负责心脏本身的血液循环,称为冠状动脉。斑块渐渐增多造成动脉腔狭窄,使血流受阻,导致心脏缺血,产生心绞痛等症状。如果动脉壁上的斑块形成溃疡或破裂,就会形成血栓,使整个血管血流完全中断,发生急性心肌梗死,甚至猝死。

18.1.2 病因病机

(1) 中医病因病机

此病属于中医"胸痹"等范畴,胸痹主要是指胸部闷痛,甚至胸痛彻背,背痛彻心,喘息不得卧为主症的一种疾病。

本病症的发生多与寒邪内侵,饮食失调,情志失节,劳倦内伤,年迈体弱等因素有关。其病机有虚实两方面,实邪多为寒凝、血瘀、气滞、痰浊、阻滞胸阳,心脉不通;虚证多为气虚、阴虚、阳衰、肺、脾、肝、肾亏虚、心脉失养。

在本病的发展过程中,大多先实而后虚,也有先虚而后实者。

(2) 西医病因病机

冠心病的主要病因是冠状动脉粥样硬化,但动脉粥样硬化的原因尚不完全清楚,可能是多种因素综合作用的结果。而本病发生的危险因素有:年龄和性别(45岁以上的男性,55岁以上或者绝经后的女性),家族史(父兄在55岁以前,母亲/姐妹在65岁前死于心脏病),血脂异常(低密度脂蛋白胆固醇 LDL-C 过高,高密度脂蛋白胆固醇 HDL-C 过低),高血压,糖尿病,吸烟,超重,肥胖,痛风等因素。

发病机制为脂质代谢的异常,血液中的脂质沉着在原本光滑的动脉内膜上,在动脉内膜一些类似粥样的脂类物质堆积而成白色斑块,这些斑块渐渐增多造成动脉腔狭窄，使血流受阻，导致心脏缺血，产生心绞痛。如果动脉壁上的斑块形成溃疡或破裂，就会形成血栓，使整个血管血流完全中断，发生急性心肌梗死，甚至猝死。冠心病的少见发病机制是冠状动脉痉挛，产生变异性心绞痛，如果痉挛超过 30 分钟，也会导致急性心肌梗死。

18.1.3　临床表现

临床分为隐匿型、心绞痛型、心肌梗死型、心力衰竭型（缺血性心肌病）、猝死型五个类型。其中最常见的是心绞痛型，最严重的是心肌梗死和猝死两种类型。

心绞痛是一组由于急性暂时性心肌缺血、缺氧所起的症候群：

1）胸部压迫窒息感、闷胀感、剧烈的烧灼样疼痛，一般疼痛持续 1～5 分钟，偶有长达 15 分钟，可自行缓解。

2）疼痛常放射至左肩、左臂前内侧直至小指与无名指。

3）疼痛在心脏负担加重（例如体力活动增加、过度的精神刺激和受寒）时出现，在休息或舌下含服硝酸甘油数分钟后即可消失。

4）疼痛发作时，可伴有（也可不伴有）虚脱、出汗、呼吸短促、忧虑、心悸、恶心或头晕等症状。

心肌梗死是冠心病的危急症候，通常多有心绞痛发作频繁和加重作为基础，也有无心绞痛史而突发心肌梗死的病例（此种情况最危险，常因没有防备而造成猝死）。心肌梗死的表现为：

1）突发时胸骨后或心前区剧痛，向左肩、左臂或他处放射，且疼痛持续半小时以上，经休息和含服硝酸甘油不能缓解。

2）呼吸短促、头晕、恶心、多汗、脉搏细微。

3）皮肤湿冷、灰白、重病病容。

4）大约 10% 的病人的唯一表现是晕厥或休克。

18.1.4　临床诊断

(1) 西医诊断

冠心病的诊断主要靠临床表现。当一个具有冠心病发病基础（年龄较大，多重危险因素）的患者出现具有下列特征的胸痛时，要高度怀疑冠心病。

1）疼痛部位：胸骨后。

2）疼痛放射：向下颌、左上肢、左肩。

3）疼痛性质：压榨性，烧灼样。

4）持续时间：1～5 分钟，不超过 15 分钟。

5）诱因：劳累、寒冷或饱餐。
6）缓解方式：休息、舌下含化硝酸酯类（1~3分钟）。

（2）中医诊断

此病属于中医"胸痹"，应首先辨标本虚实，次辨病情轻重，主要的证型包括心血瘀阻证、气滞心胸证、痰浊闭阻证、寒凝心脉证、气阴两虚证、心肾阴虚证、心肾阳虚证等。

18.2 足疗技术在冠心病中的应用

技术一

用药 红花30g，麻黄15g，桂枝15g，泽兰15g。
功效 活血止痛，温阳通络。
主治 瘀血闭阻型。
操作规程 将以上药物同入锅中，加水浸泡30分钟，加水至2000ml，煎煮30分钟后，去渣取汁，倒入泡足器中，先熏蒸后泡足30分钟，每晚1次，10天为1个疗程。

技术二

用药 山楂100g，益母草50g，茶叶30g。
功效 活血化瘀，清热降脂，通脉止痛。
主治 气滞血瘀型。
操作规程 将以上药物同入锅中，加水浸泡30分钟，加水至2000ml，煎煮30分钟后，去渣取汁，倒入泡足器中，先熏蒸后泡足30分钟，每晚1次，10天为1个疗程。

技术三

用药 榆树根40g，老茶树根40g，葛根20g。
功效 化痰散结，温阳宽胸。
主治 痰浊阻塞型。
操作规程 将以上药物同入锅中，加水浸泡30分钟，加水至2000ml，煎煮30分钟后，去渣取汁，倒入泡足器中，先熏蒸后泡足30分钟，每晚1次，10天为1个疗程。

技术四

用药 桂枝、薤白、瓜蒌皮、枳壳、姜半夏、厚朴各30g，生姜、陈皮各6g。

功效 辛温通阳，宣痹散寒。

主治 阴寒凝滞型。

操作方法 将以上药物同入锅中，加水浸泡30分钟，加水至2000ml，煎煮30分钟后，去渣取汁，倒入泡足器中，先熏蒸后泡足30分钟，每晚1次，10天为1个疗程。

技术五

取穴 肋骨、胸部、甲状腺、甲状旁腺、肾、十二指肠、肝、胆、心、脾等足部反射区。

操作规程 肋骨、胸部双手由上至下刮压，甲状腺由上至下刮压，甲状旁腺定点按压，肾定点按压，十二指肠横推，肝定点按压，胆由轻到重定点按压，心左右按压，脾上下左右定点按压。

19 高血压病

19.1 高血压病概述

19.1.1 概念

高血压指体循环动脉血压增高，是常见的临床综合征。

19.1.2 病因病机

(1) 中医病因病机

本病病位在清窍，由气血亏虚、肾精不足致脑髓空虚，清窍失养，或肝阳上亢、痰火上逆、瘀血阻窍而扰动清窍发生眩晕，与肝、脾、肾三脏关系密切。眩晕的病性以虚者居多，故张景岳谓"虚者居其八九"，如肝肾阴虚、肝风内动、气血亏虚、清窍失养、肾精亏虚、脑髓失充。眩晕实证多由痰浊阻遏，升降失常，痰火气逆，上犯清窍，瘀血停着，痹阻清窍而成。眩晕的发病过程中，各种病因病机，可以相互影响，相互转化，形成虚实夹杂；或阴损及阳，阴阳两虚。肝风、痰火上扰清窍，进一步发展可上蒙清窍，阻滞经络，而形成中风；或突发气机逆乱，清窍暂闭或失养，而引起晕厥。

(2) 西医病因病机

该病可由多种发病因素和复杂的发病机制所致，中枢神经系统功能失调，体液内分泌遗传，肾、脑血管压力感受器的功能异常等均可导致高血压病。平时注意低盐饮食，避免紧张与焦虑等不良情绪的影响，坚持适当锻炼，如果这样还不能恢复正常的就需要及时服用降压药控制。

高血压影响工作和生活，高血压又是冠心病、脑血管病最重要的危险因素。心肌梗死病人中50%是高血压患者，脑卒中患者中76%有高血压病史。因此高血压的危险性在于突然死亡或致残。高血压患者要学会生活调养和早期治疗，以控制病情的发展。

高血压病有原发性和继发性两种。原发性高血压多发生在中年以上的人，以脑力劳动者居多；继发性高血压是其他疾病的一种症状，如肾脏、脑、血管及内分泌疾病可引起血压升高。由于高血压持续时间过长，容易引起冠状动脉硬化性心脏病，故高血压与冠心病有密切关系。

19.1.3 临床表现

全身感觉麻木或一侧肢体活动发生障碍，心慌、气短、胸闷甚至不能平躺，一侧面部、唇、舌麻木，失语、流口水，说话困难，视物不清，喝水易呛等。高血压危象时，病人还会出现交感神经兴奋的症状，如剧烈头痛、头晕、恶心、心慌、面色苍白、大量出汗，同时血压继续升高。

19.1.4 临床诊断

(1) 西医诊断

在未使用抗高血压药物的情况下，血压持续或非同日 3 次以上收缩压（SBP）≥140mmHg 和（或）舒张压（DBP）≥90mmHg，即为高血压。若既往有高血压病史，目前正在使用抗高血压药物，现血压虽未达上述水平，亦应诊断为高血压。绝大多数高血压病因不明，称为原发性高血压。少数高血压患者的血压升高是某些疾病的一种表现，称为继发性高血压。

(2) 中医诊断

眩晕是由于情志、饮食内伤、体虚久病、失血劳倦及外伤、手术等病因，引起风、火、痰、瘀上扰清空或精亏血少，清窍失养为基本病机，以头晕、眼花为主要临床表现的一类病证。眩即眼花，晕是头晕，两者常同时并见，故统称为"眩晕"，其轻者闭目可止，重者如坐车船，旋转不定，不能站立，或伴有恶心、呕吐、汗出、面色苍白等症状。

19.2　足疗技术在高血压病中的应用

取穴　足疗反射区肾上腺、脾、肝、大脑及心、血压点等。

操作规程　按摩肾上腺、脾、肝、大脑反射区各 3 分钟，心、血压点反射区各 4 分钟。

注意事项

1) 足疗对防治高血压，有较好的效果，但是对于急进性或严重高血压仅有辅助治疗作用。治疗高血压的药物不能停用。

2) 切忌大便干燥，高血压病人用力解大便，容易发生脑出血、心绞痛。多食芹菜、韭菜、白菜、菠菜等含纤维素多的蔬菜，以保持大便通畅。注意饮食，低盐（每日 5g），低动物脂肪饮食。

3) 洗澡不要用热水或冷水，以减少血压骤然变化，以洗温水澡适宜。

4) 适当运动，量力而行，可选择运动量轻、时间稍长"耐力性"的项目。

5) 生活规律，保证充足睡眠，劳逸结合。不急不躁，控制情绪，喜乐有度。

20 头痛

20.1 头痛概述

20.1.1 概念

头痛病是由于外感与内伤，致使脉络拘急或失养，清窍不利所引起的以头部疼痛为主要临床特征的疾病。头痛既是一种常见病证，也是一个常见症状，见于多种急慢性疾病过程中，有时亦是某些相关疾病加重或恶化的先兆。

20.1.2 病因病机

(1) 中医病因病机

中医认为头痛的病因多由外感六淫之邪和内伤情志所致。"伤于风者，上先受之"，"高顶之上，惟风可到"。外感头痛，以风邪为多，"风为百病之长"，为病每多兼挟，故又有风寒头痛、风热头痛、风湿头痛之分。内伤头痛，多因七情内伤、脏腑失调、气血不足所致，故又有肝火头痛、血瘀头痛、血虚头痛、气虚头痛、阴虚头痛、阳虚头痛和痰浊头痛之分。

感受外邪：多因起居不慎，坐卧当风，感受风寒湿热等外邪上犯于头，清阳之气受阻，气血不畅，阻遏络道而发为头痛。外邪中以风邪为主，六淫之首，常挟寒、湿、热邪上袭。

情志失调：长期精神紧张，恼怒、忧郁，肝气郁结，肝失疏泄，络脉失于条达拘急而头痛；或平素性情暴逆，恼怒太过，气郁化火，日久肝阴被耗，肝阳失敛而上亢，气壅脉满，清阳受扰而头痛。

饮食不节：素嗜肥甘厚味，暴饮暴食，或劳伤脾胃，以致脾阳不振，脾不能运化转输水津，聚而痰湿内生，以致清阳不升，浊阴下降，清窍为痰湿所蒙；或痰阻脑脉，痰瘀痹阻，气血不畅，均可致脑失清阳、精血之充，脉络失养而痛。饮食伤脾，气血化生不足，气血不足以充营脑海，亦为头痛之病因病机。

内伤不足：先天禀赋不足，或劳欲伤肾，阴精耗损，或年老气血衰败，或久病不愈，产后、失血，营血亏损，气血不能上营于脑，髓海不充则可致头痛。此外，外伤跌仆，或久病入络则络行不畅，血瘀气滞，脉络失养而易致头痛。

头为神明之府，"诸阳之会"，"脑为髓海"，五脏精华之血，六腑清阳之气皆能上注于头，即头与五脏六腑之阴精、阳气密切相关，凡能影响脏腑之精血、阳气的因素皆可成为头痛的病因，归纳起来不外外感与内伤两类。病位虽在头，但与肝脾肾密切相关。风、火、痰、瘀、虚为致病之主要因素。邪阻脉络，清窍不利；精血不足，脑失所养，为头痛之基本病机。

(2) 西医病因病机

引起头痛的病因众多，大致可分为原发性和继发性两类。前者不能归因于某一确切病因，也可称为特发性头痛，常见的如偏头痛、紧张型头痛；后者病因可涉及各种颅内病变如脑血管疾病、颅内感染、颅脑外伤，全身性疾病如发热、内环境紊乱以及滥用精神活性药物等。常见的原因有感染、血管病变、占位性病变、头面、颈部神经病变、全身系统性疾病、颅脑外伤、食物及药物中毒等。头面部血管、神经、脑膜、静脉窦、头面部皮肤、皮下组织、黏液等构成头部痛敏结构，当其受到机械牵拉、化学、生物刺激或体内内环境发生改变时均可引发头部疼痛。

20.1.3 临床表现

患者自觉头部包括前额、额颞、顶枕等部位疼痛。按部位中医有在太阳、阳明、少阳，或在太阴、厥阴、少阴，或痛及全头的不同，但以偏头痛者居多。按头痛的性质有掣痛、跳痛、灼痛、胀痛、重痛、头痛如裂或空痛、隐痛、昏痛等。按头痛发病方式，有突然发作，有缓慢而病。疼痛时间有持续疼痛，痛无休止，有痛势绵绵，时作时止。根据病因，还有相应的伴发症状如头晕、恶心、呕吐等。继发性头痛还可伴有其他系统性疾病症状或体征，如感染性疾病常伴有发热，血管病变常伴偏瘫、失语等神经功能缺损症状等。

20.1.4 临床诊断

(1) 西医诊断

在头痛的诊断过程中，应首先区分是原发性或是继发性。原发性头痛多为良性病程，继发性头痛则为器质性病变所致，任何原发性头痛的诊断应建立在排除继发性头痛的基础之上。

头痛病因复杂，在头痛患者的病史采集中应重点询问头痛的起病方式、发作频率、发作时间、持续时间、头痛的部位、性质、疼痛程度，有无前驱症状，及有无明确的诱发因素、头痛加重和减轻的因素等。

同时，为更好鉴别头痛病因及性质，还应全面了解患者年龄与性别、睡眠和职业状况、既往病史和伴随疾病、外伤史、服药史、中毒史和家族史等一般情况对头痛发病的影响。

全面详尽的体格检查尤其是神经系统和头颅、五官的检查，有助于发现头痛的病变所在。血常规、测血压，必要时做脑脊液、脑血流图、脑电图检查，有条件时做经颅多普勒、颅脑 CT 和 MRI 检查，有助于排除器质性疾病，为颅内器质性病变提供诊断及鉴别诊断的依据。

(2) 中医诊断

①以头痛为主症，表现为前额、额颞、巅顶、顶枕部甚至全头部疼痛，头痛性质或为跳痛、刺痛、胀痛、昏痛、隐痛、空痛。可以突然发作，可以反复发作，疼痛持续时间可以数分钟、数小时、数天或数周不等。

②有外感、内伤引起头痛的因素，或有反复发作的病史。

20.2 足疗技术在头痛中的应用

技术一

取穴 大脑、小脑和脑干、三叉神经、上身淋巴结、下身淋巴结反射区及涌泉穴。

用药

方药一：川芎 30g、白芷 30g、夜交藤 50g、菊花 30g、怀牛膝 30g。疏风清热。

方药二：吴茱萸 30g、刺蒺藜 20g、夏枯草 15g、茺蔚子 10g。清热平肝，活血通脉，适用于肝阳上亢所致的头痛。

方药三：白芥子、川芎、南星各 10g，细辛 2.5g，冰片 1g。散寒止痛，用于风寒头痛。

药物制备 根据病情选择上述适当方药。将药物放入锅内加水适量浸泡 30 分钟后，煎煮 30 分钟，去渣取汁，与 3000ml 开水一起倒入泡足桶中待用。

操作规程 先熏蒸，待温度在 35℃ 左右时泡洗双足（方药四将冰片融于药液中），同时揉按双足反射区 50 次，足浴后再配合按摩双足心涌泉穴各 100 次。每天 1~2 次，每次 20~30 分钟，每天 1 剂，7 天为 1 个疗程。

技术二

取穴

反射区：肾、肾上腺、膀胱、输尿管、肺、大脑、小脑、脑干、三叉神经、头颈淋巴结、腹腔神经丛、肝、垂体等反射区。（图 20.1）

经穴：太冲、太溪、公孙、三阴交、涌泉等。（图 20.2）

操作规程

1）肾、肾上腺、膀胱、大脑、小脑、三叉神经、头颈淋巴结反射区各推压50~100次，力度以胀痛为宜。

2）输尿管、腹腔神经丛反射区刮压50次，力度适中，速度中缓，每分钟30~50次为宜。

3）揉按肺、脑干、肝、垂体反射区各50次，以局部胀痛为宜。

4）按揉太冲、太溪、公孙、三阴交、涌泉各30~50次，力度以胀痛为宜。

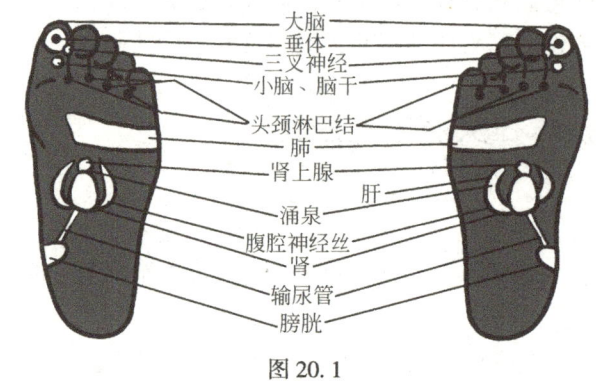

图20.1

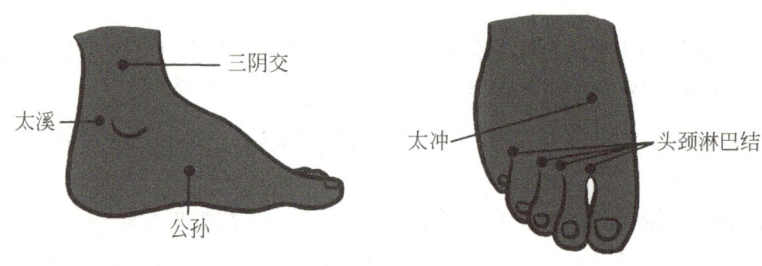

图20.2

注意事项

1）足部按摩每天1次，持续3个月为1个疗程。3个月后如基本恢复正常，可改为隔日1次，继续做1个疗程，以巩固疗效。如仍未明显改善，应积极查明原因，在综合治疗的基础上，继续运用足部按摩配合治疗，以加强疗效。

2）头痛久病者，要注意饮食清淡，起居有常，情绪适度，禁烟酒及油腻生冷之品。适当的体育锻炼，如慢跑、太极拳，有助于增强体质，减轻头痛的发生和发展。

3）预防感冒，减少头痛的发生或加重机会；若为反复持续的头痛，应及时去医院做血压、脑电图、CT等特殊检查，以协助诊断；足部按摩对单纯神经血管性头痛有较好疗效，而外伤性头痛或颅脑实质性疾病引起的头痛则不宜进行按摩。

按语

头痛是一种常见症状，可由许多疾病引起。凡由颅内外疾病引起的头痛，称为器质性头痛；无病理变化的头痛，称为功能性头痛。因此对头痛患者，首先要查明病因，分清头痛是主要症状抑或次要症状，并进行动态观察，注意其发展过程及其与其他症状的关系。对一些有特殊症候的头痛（如头痛伴有视力障碍、头痛伴有剧烈呕吐等）更应及时查明原因，以免发生意外。

头痛患者应减少巧克力、乳酪、酒、咖啡、茶叶等易诱发疼痛食物。同时饮食应清淡，忌辛辣刺激、生冷的食物，头痛发作期应禁食火腿、干奶酪、保存过久的野味等食物。

21 耳鸣

21.1 耳鸣概述

21.1.1 概念

耳鸣是指患者自觉耳中鸣响而周围环境中并无相应的声源。它可发生于单侧，也可发生于双侧。有时患者自觉鸣声来自头颅内部，则为"颅鸣"或"脑鸣"。在中医古籍中还有聊啾、苦鸣、蝉鸣、耳数鸣、耳虚鸣、暴鸣、渐鸣等不同的名称。

21.1.2 病因病机

(1) 中医病因病机

耳鸣有虚实之分，实者多因外邪或脏腑实火上扰耳窍，或瘀血、痰火蒙蔽清窍；虚者多为脏腑虚损、清窍失养所致。

风热侵袭：外感风热，或风寒化热，肺失宣降，致外邪循经上犯耳窍，清空之窍遭受蒙蔽，失去"清能感音，空可纳音"的功能，而致耳鸣。

肝火上扰：情志抑郁，或暴怒伤肝，致肝失条达，气郁化火，肝气上逆，清窍受扰，发为耳鸣。

痰火郁结：饮食不节，过食肥甘厚味，脾胃受损，或思虑过度，伤及脾胃，致水湿不运，聚而生痰，久则痰郁化火，痰火郁于耳中，上壅清窍，导致耳鸣。

气滞血瘀：耳部外伤，突闻巨响、情志失调，致肝气郁结，气机不畅，气滞则血瘀，瘀血内停；或久病入络，均可造成耳窍经脉壅阻，清窍闭塞，发生耳鸣。

肾精亏损：先天肾精不足，或后天病后失养，恣情纵欲，伤及肾精，或年老肾精渐亏等，均可导致肾精亏损。肾虚则耳窍失养，功能失利，发为耳鸣。

气血亏虚：饮食不节，饥饱失调，或劳倦、思虑过度，致脾胃虚弱，清阳不升，气血生化之源不足，而致气血亏虚，不能上奉于耳，耳窍经脉空虚，导致耳鸣。或大病之后，耗伤心血，心血亏虚，则耳窍失养而致耳鸣。

(2) 西医病因病机

耳鸣是耳蜗功能紊乱的指征。其原因很多，除肌肉及血管引起的客观性耳鸣外，其他机制尚不清楚。它可以发生在听觉径路的任何环节，包括血管性的（如血管痉挛和微小血栓形成等）、耳蜗神经感觉异常、鼓室丛神经异常、中耳肌肉张力增强影响内淋巴，周围神经炎导致听神经感觉异常，颞颌关节疾患等。

21.1.3 临床表现

可急性起病，亦可缓慢起病；可为单侧亦可为双侧；可呈持续性，也可呈间歇性；耳鸣的音调可呈高音调（如蝉鸣声、汽笛声、口哨声等），亦可呈低音调（如机器声、隆隆声等）；一般在夜间或安静时加重，严重时可影响睡眠及对生活、工作、情绪产生干扰；多数耳鸣患者伴有听力下降。

21.1.4 临床诊断

（1）西医诊断

需做专科检查，如：

1）外耳道及鼓膜检查。

2）听力学检查：如音叉试验、纯音测听、耳声发射、声导抗测试等。

3）影像学检查：如颞骨及颅脑 X 线、CT、MRI 等检查。

（2）中医诊断

1）以耳鸣为主诉，通过病史及检查，能查出引起耳鸣的原发疾病者，应下相应的疾病诊断。

2）以耳鸣为主诉，无明显听力下降，通过检查不能确定原发疾病者，可诊断为耳鸣。

21.2 足疗技术在耳鸣中的应用

技术一

取穴

经穴：阳陵泉、足三里、太溪、照海、太冲、行间、涌泉。（图 21.1、图 21.2）

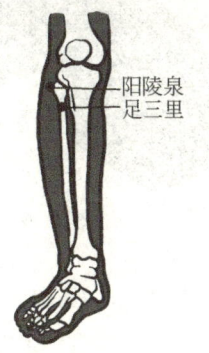

图 21.1

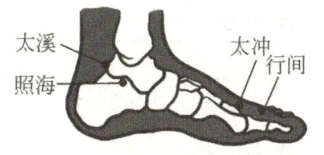

图 21.2

反射区：肾、输尿管、大脑、三叉神经、脑干、耳、肺、肝、胆、胸部淋巴结、平衡器官等反射区。（图21.3、图21.4）

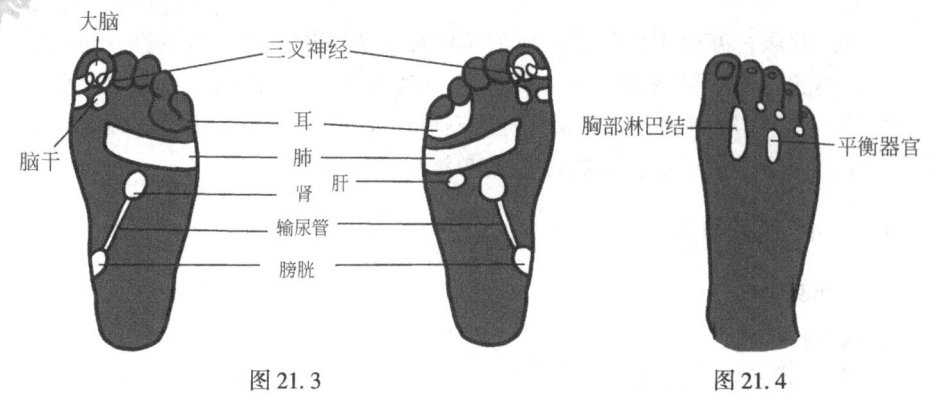

图21.3　　　　　　　　　　　图21.4

操作规程

1）用拇指尖或食指的第一指间关节突起部位按压阳陵泉、足三里、太溪、照海、太冲、行间、涌泉各50次。

2）依次点按足部肾、膀胱反射区各2分钟，按摩力度以胀痛为宜。

3）由足趾向足跟方向推按输尿管反射区2分钟，按推速度以每分钟30~50次为宜。

4）由足内侧向足外侧推按肺反射区2分钟。

5）点按大脑、脑干、三叉神经、耳、平衡器官、肝、胆、胸部淋巴结、盆腔淋巴结、腹腔神经丛反射区各2分钟。（图21.5、图21.6、图21.7）

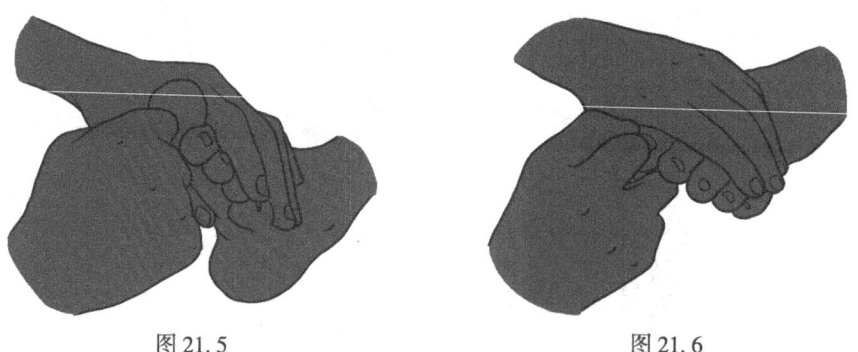

图21.5　　　　　　　　　　　图21.6

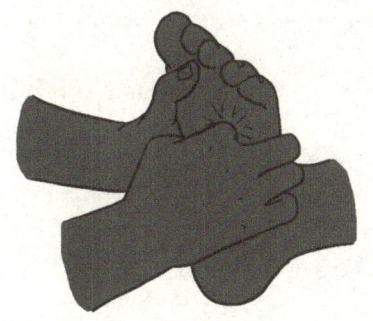

图 21.7

技术二

用药　菊花、夏枯草、牛膝各 30g，知母、沙参、苦瓜藤、甘草各 15g，桑叶、红花、天麻各 10g。

药物制备　将药物入锅内，加 5000ml 温水浸泡 20 分钟，用文火煎煮，待锅内药汁剩到 3500ml 左右时，取出去渣取汁，倒入木质洗足盆中备用。

操作规程　趁热先熏蒸双足，待温度降至 40℃ 左右或适宜时浸泡洗双足 20 分钟，每日 1 次。

按语

耳鸣是一种临床症状，除部分耳鸣可以由于一些明确的病因引起，例如噪声性听力损失、突发性耳聋、听神经瘤等引起外，多数耳鸣的病因确认困难。因此耳鸣患者首先应该接受医学检查除外上述病变。对于多数原因不明的耳鸣患者，可以接受一些耳鸣的治疗，以减轻耳鸣或减轻耳鸣对患者的影响。同时进行必要的生活调适：

1）保持心情舒畅，节制饮食，戒烟，少饮或不饮酒，节制房事。
2）耳鸣是多种疾病的常见症状之一，积极防治引起耳鸣的各种疾病。
3）避免使用耳毒性药物，如链霉素、卡那霉素、氨基甙类抗生素、袢利尿剂等，勿用新霉素滴耳。
4）避免噪声刺激。
5）注意饮食有节，起居有常，劳逸结合。保证充足的睡眠，避免熬夜。
6）睡前忌饮浓茶、咖啡等刺激性饮料，晚上睡前用热水洗脚，有引火归原作用，有助于减轻耳鸣症状。

22 肥胖症

22.1 肥胖症概述

22.1.1 肥胖的概念

肥胖是由于多种原因导致体内脂肪堆积过多，体重异常增加，一般以超过标准体重的20%或体重指数大于24者，称为肥胖症。主要有单纯性与继发性两类。

单纯性肥胖最常见，是指排除了继发于神经、内分泌和代谢障碍性疾病所产生的肥胖（如垂体性肥胖、柯兴氏症、颅骨内板增生症），体重超过标准体重20%以上者。继发性肥胖常继发于神经、内分泌和代谢疾病，或与遗传、药物有关。

22.1.2 肥胖的病因病机

(1) 中医病因病机

肥胖多因年老体弱、过食肥甘、缺乏运动、先天禀赋等导致气虚阳衰、痰湿瘀滞形成。总属阳气虚衰、痰湿偏盛。与脾、肾关系密切，与心肺功能失调也有关联。其病性多属本虚标实，本虚为脾肾阳气虚衰，或兼心肺气虚；标实为痰湿膏脂内停，或兼水湿、血瘀、气滞等。虚实之间、各种病理产物之间常发生相互转化，病久还可变生消渴、头痛、眩晕、胸痹、中风、胆胀、痹证等疾病。

(2) 西医病因病机

本病主要与遗传、体内脂肪细胞增多与肥大、热量摄取过多、消耗减少、神经精神因素、饮食习惯、妊娠和疾病等因素密切相关。

单纯性多因饮食、生活习惯、病后休养、体力活动减少及遗传、内分泌等方面的因素而致。继发性肥胖症多发于神经、内分泌和代谢障碍性等疾病之后。

16.1.3 肥胖的临床表现

体重超过理想体重的20%，或 BMI>24 可定为肥胖症。

肥胖症可发生于任何年龄，以中年者居多。此症与脂肪代谢、内分泌以及营养过剩有密切关系。女性发病者显著多于男性。

单纯性肥胖症轻者，一般无症状，重者可出现头晕、头昏、头痛、乏力、气短、多汗、腹胀、便秘、体困神疲、不耐炎热、情绪抑郁、性功能减退等，并且容易发生胆囊炎、胆石症、冠心病、高血压病、糖尿病、脑动脉粥样硬化和各种感染性疾病。

附　标准体重计算公式

理想体重（kg）= ［身高（cm）-100］×0.9（女性0.85）

体重指数（BMI）= 体重（kg）÷ 身高（m）的平方

体重指数：

19以下　体重偏低

19~24　健康体重

25~30　超重

30~39　严重超重

40及以上　极度超重

肥胖度：（与理想体重比较）

轻度肥胖　10%<肥胖度<15%

中度肥胖　15%<肥胖度<20%

重度肥胖　肥胖度>20%

22.1.4　肥胖的临床诊断

(1) 西医诊断

肥胖病人应测量体重、身高、腹围、血压，定期进行血脂、血糖、皮质醇、睾酮、黄体生成素等检测；必要时头颅X摄片，或头颅、肾上腺CT扫描，测定甲状腺功能，以明确肥胖的原因。

(2) 中医诊断

1) 有饮食过多，喜食肥甘厚味等不良饮食习惯，或缺乏运动，或有家族史。

2) 体重明显超过理想体重，或有身体沉重、头晕乏力、行动迟缓，甚至活动后喘促。

3) 排除水肿等器质性病变。

22.2　足疗技术在肥胖中的应用

技术一

取穴

经穴：足三里、上巨虚、下巨虚、内庭、三阴交、涌泉。（图22.1、图22.2）

反射区：胃、十二指肠、垂体、甲状腺、肺、肾、肾上腺、输尿管、小肠

膀胱、生殖腺等反射区。(图22.3)

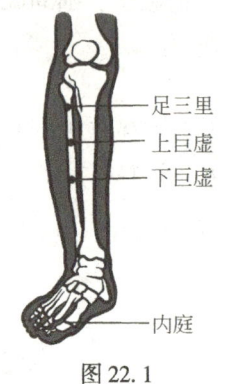

图 22.1

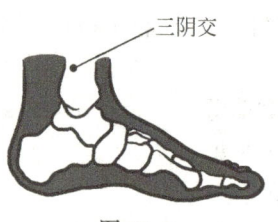

图 22.2

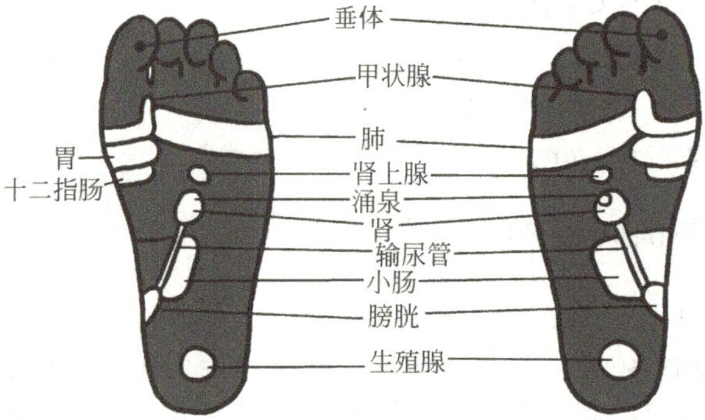

图 22.3

操作规程

经穴：先按揉足三里、上巨虚、下巨虚各30~50次，之后点按三阴交、涌泉各30~50次，力度适中；最后掐内庭穴10~30次，以疼痛为佳。

反射区：食指扣拳在胃、肾、肾上腺、膀胱、生殖腺、垂体等反射区点按50~100次，力度稍重，以胀痛为宜；之后拇指在输尿管、肺、十二指肠、小肠、甲状腺等反射区推压30~50次，力度稍重，以气感为佳。

注意事项

肥胖症是冠心病、糖尿病、高血压病等多种疾病的诱发因素，因此，积极预防和治疗肥胖有着积极作用。足部按摩对单纯性肥胖的减肥有一定效果，但需采用食疗、针灸、按摩、药物在内的综合疗法。

在足部治疗时，可配合减肥方法，效果更佳。附减肥方：茯苓15 g，泽泻20 g，荷叶15 g，大黄5 g，决明子10 g，白茅根10 g，党参10 g，生薏苡仁15 g，水煎服,频服,每日1次。

技术二

取穴 大脑、脑垂体、甲状腺、小肠、大肠、直肠、肾、输尿管、膀胱、脾脏、心脏。(图22.4)

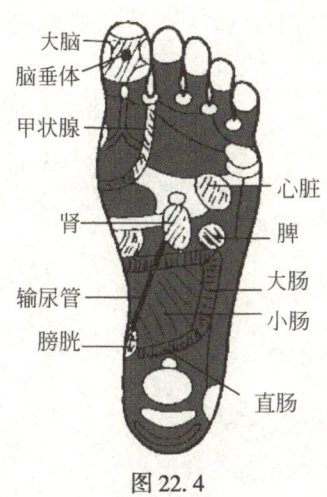

图22.4

用药 茵陈50g、决明子20g、山楂20g、全瓜蒌30g、大黄15g。

药物制备 将以上5味药放入锅内加水适量,煎煮30分钟,去渣取汁300ml待用。

操作规程 将药液300ml与3000ml开水一起倒入泡足桶中,先熏蒸,然后泡洗双足,并依此揉按上述穴位,力度适中,每天熏泡1~2次,每次20~30分钟,每天1剂,15天为1个疗程。

技术三

取穴

1) 解溪、内庭、陷谷、公孙、商丘、太白。
2) 隐白、大敦、太冲、太溪、解溪、内庭、陷谷、公孙、商丘、太白。

操作规程 患者取坐位或卧位,常规消毒,用2寸毫针直刺1寸,平补平泻。留针20分钟,每日1次。

注意事项 针刺解溪、内庭、陷谷、公孙、商丘、太白等穴位,其适应证为单纯性肥胖。针刺隐白、大敦、太冲、太溪、解溪、内庭、陷谷、公孙、商丘、太白,治疗适应证是内分泌失调导致的肥胖症。

按语

减肥应结合饮食疗法，适当控制饮食；根据身体情况适当运动。限制脂肪和含糖饮食，加强体力劳动和锻炼。轻度肥胖，一般不需要药物治疗，辅以推拿按摩，改善肠胃功能则能起到更好的效果。

23 汗证

23.1 汗证概述

23.1.1 概念

汗证是指由于阴阳失调,腠理不固,而致汗液外泄失常的病证。其中,不因外界环境因素的影响,而白昼时时汗出,动辄益甚者,称为自汗;寐中汗出,醒来自止者,称为盗汗,亦称为寝汗。

正常的出汗,是人体的生理现象,自汗、盗汗均为汗液过度外泄的病理现象。

23.1.2 病因病机

(1) 中医病因病机

由于气候炎热、穿衣过厚、饮用热汤、情绪激动、劳动奔走等情况而致出汗量增加,此属正常现象。在感受表邪时,出汗又是驱邪的一个途径,外感病邪在表,需要发汗以解表。

汗为心之液,由精气所化,不可过泄。除了伴见于其他疾病过程中的出汗过多外,引起自汗、盗汗的病因病机主要有以下五个方面。

肺气不足:肺与皮毛相表里,卫外固表。素体薄弱,病后体虚,或久患咳喘,肺气不足之人,肌表疏松,表虚不固,腠理开泄而致自汗。

营卫不和:体内阴阳的偏盛偏衰,或表虚之人微受风邪,导致营卫不和,卫外失司,而致汗出。

心血不足:思虑太过,损伤心脾,或血证之后,血虚失养,均可导致心血不足。因汗为心之液,血不养心,则汗液外泄,引起自汗或盗汗。

阴虚火旺:烦劳过度,亡血失精,或邪热耗阴,致阴精亏虚,虚火内生,阴津被扰,不能自藏而外泄,导致盗汗或自汗。

邪热郁蒸:情志不舒,肝气郁结,肝火偏旺,或嗜食辛辣厚味,或素体湿热偏盛,以致肝火或湿热内盛,邪热郁蒸,津液外泄而致汗出增多。

(2) 西医病因病机

现代医学认为除器质性病变引起的出汗外,多是由精神兴奋或痛觉刺激等原因所引起，出汗主要见于手掌、足趾和腋窝 3 个部位。人在精神紧张时手心会出汗，即属于精神性出汗。在紧张、恐惧、兴奋等精神因素影响下，神经冲动从大脑皮质传递到手掌小汗腺部，去甲肾上腺素的浓度升高，导致小汗腺分泌排泄活动短期内迅速增强，即产生手掌精神性出汗。也有学者认为另有精神出汗中枢，常保持有兴奋性，一加刺激后即产生反应性出汗。精神性出汗在掌跖处表现最为明显，也可见于手背、头面、颈部、前臂和小腿等处。少数人在高度精神紧张时，甚至会出现汗如雨下，汗流浃背的全身大汗情况。

23.1.3 临床表现

汗证是指不因其他疾病（如发热等）的影响，而以汗出过度为主要表现的自汗盗汗，其临床特征是：①自汗表现为白昼时时汗出，动则益甚，常伴有气虚不固的症状；盗汗表现为寐中汗出，醒后即止，常伴有阴虚内热的症状。②无其他疾病的症状及体征。

23.1.4 临床诊断

(1) 西医诊断

1) 血沉、抗"O"、T3、T4、基础代谢、血糖、胸部 X 线摄片、痰涂片等检查无异常，以排除风湿热、甲亢、糖尿病、肺痨等疾病。

2) 根据病史、临床症状，不属于糖尿病、甲状腺功能亢进、风湿热等器质性病变者可作出临床诊断。

(2) 中医诊断

1) 不因外界环境影响，在头面、颈胸、或四肢、全身出汗者，昼日汗出溱溱，动则益甚为自汗；睡眠中汗出津津，醒后汗止为盗汗。

2) 除外其他疾病引起的自汗、盗汗。作为其他疾病过程中出现的自汗、盗汗，因疾病的不同，各具有该疾病的症状及体征，且出汗大多不居于突出地位。

23.2 足疗技术在汗证中的应用

技术一

用药

1) 黄芪 30g，防风 20g，浮小麦、麻黄根各 15g。固表止汗，适用于表虚自汗、盗汗、易患感冒等。

2) 桃树叶 200g。收敛止汗，适用于盗汗。

药物制备 将上药加清水适量浸泡，30 分钟后入药锅内煎煮取汁 500ml，倒入足浴盆中待用。

操作规程 将药汁中加入开水200ml先熏蒸，待水温在30~40℃时浴足，每次15~20分钟，1日2次，5~7日为1个疗程。

技术二

用药 酸枣仁、五倍子各等份。养阴敛汗。适用于盗汗。

药物制备 将二药研成细末，每次取20~30g加蜂蜜适量调为稀糊状备用。

操作规程 将药糊涂在2×2cm的纱布上，外敷于双足心涌泉穴，绷带包扎，或布条包扎固定，次日早晨取下，每日换药1次，3~7次为1个疗程。

技术三

取穴 胃、脾、肝、肾、十二指肠、食管、小肠、升结肠、降结肠、输尿管、膀胱、大脑、垂体、肺等反射区。适用于盗汗。

操作规程

1）以示指扣拳，依次顶压肾上腺、肾、膀胱、心、脾反射区各50次，用力以局部微觉酸痛为宜。

2）用大拇指手指腹部按压输尿管反射区50次，力度适中，节奏均匀，以局部感觉酸麻为宜。

3）继续用大拇指指腹按压肺反射区50次，力度和节奏同上。

以上手法按摩每次30~40分钟，每日1次，10~15日为1个疗程。

按语

汗证是指阴阳失调，营卫不和，腠理开阖不利而引起的汗液外泄的病证。临床上以自汗和盗汗多见。

肺气不足，肌表疏松，卫外不固，腠理开泄；或阴液不足，虚火内扰，心液不藏，皆可发生汗证。故有"自汗属阳虚，盗汗属阴虚"之说。其时时汗出，动则益甚者为自汗；睡中出汗，醒来即止者为盗汗。治疗当以补脾益肺、养阴清热为治。至于由其他疾病引起者，在治疗原发疾病的基础上，可参考本方法治疗。

盗汗是一种身体虚弱的表现，所以我们提醒广大患者在良好养生的情况下，一定要注意控制身体消耗量。在日常生活中注意不要过度操劳，以防引起病理性的盗汗。在睡之前注意多喝水，并注意日常的个人防御养生。

24 失眠

24.1 失眠概述

24.1.1 概念

失眠是指无法入睡或无法保持睡眠状态,导致睡眠不足。又称入睡和维持睡眠障碍(DIMS),为各种原因引起入睡困难、睡眠深度或频度过短、早醒及睡眠时间不足或质量差等,是一种常见病。

24.1.2 病因病机

(1) 中医病因病机

1) 情志所伤:由情志不遂,肝气郁结,肝郁化火,邪火扰动心神,心神不安而不寐;或由五志过极,心火内炽,心神扰动而不寐;或由思虑太过,损伤心脾,心血暗耗,神不守舍,脾虚生化乏源,营血亏虚,不能奉养心神,导致失眠。

2) 饮食不节:宿食停滞,脾胃受损,酿生痰热,壅遏于中,胃气失和,阳气浮越于外而卧寐不安。

3) 病后、年迈:久病血虚,产后失血,年迈血少,引起心血不足,心失所养,心神不安而不寐。

4) 禀赋不足,心虚胆怯:素体阴虚,兼因房劳过度,肾阴耗伤,不能上奉于心,水火不济,心火独亢;或肝肾阴虚,肝阳偏亢,火盛神动,心肾失交而神志不宁。亦有因心虚胆怯,暴受惊恐,神魂不安,以致夜不能寐或寐而不酣。

失眠的基本病机是阴阳失调,营卫不和,脑髓失养,心神不宁。心、肝胆、脾胃、肾等脏腑的气血失和,阴阳失调,进而导致心失所养及由于心火偏亢、肝郁、痰热、胃失和降而导致心神不安。其病位在心,但与肝、胆、脾、胃、肾关系密切。失眠虚证多由心脾两虚、心虚胆怯、阴虚火旺,引起心神失养所致;失眠实证则多由心火炽盛、肝郁化火、痰热内扰引起心神不安所致。但失眠久病可表现为虚实兼夹,或为瘀血所致。

(2) 西医病因病机

1) 环境原因:常见的有睡眠环境的突然改变。

2）个体因素：不良的生活习惯，如睡前饮茶、饮咖啡、吸烟等。

3）躯体原因：广义地说，任何躯体的不适均可导致失眠，

4）精神因素：包括因某个特别事件引起兴奋，忧虑所至的机会性失眠。

5）情绪因素：情绪失控可引起的心境上的改变，这种改变特别会在情绪不稳时表现出来，它可以是由某些突发事件引起，如特别的喜事或特别的悲伤、生气等都可导致失眠。这种因突发事件引起的失眠只是一种现象，可能是偶然发生的、暂时的；而更严重的失眠则是长期存在睡不好的现象，他们的情绪持续性地处于低落状态，紧张、害怕、担心、怀疑、愤怒、憎恨、抑郁、焦虑等等情感不仅占据他们白天的感觉器官，而且就连晚上也仍然欲罢不能。

6）安眠药或嗜酒者的戒断反应。

24.1.3　临床表现

1）入睡困难。

2）不能熟睡，睡眠时间减少。

3）早醒、醒后无法再入睡。

4）频频从噩梦中惊醒，自感整夜都在做噩梦。

5）睡过之后精力没有恢复。

6）发病时间可长可短，短者数天可好转，长者持续数日难以恢复。

7）容易被惊醒，有的对声音敏感，有的对灯光敏感。

8）很多失眠的人喜欢胡思乱想。

9）长时间的失眠会导致神经衰弱和抑郁症，而神经衰弱患者的病症又会加重失眠。

24.1.4　临床诊断

(1) 西医诊断

诊断主要依靠病史，产生失眠问题的原因很多，寻找睡眠障碍，躯体疾病、情感因素、生活方式以及环境因素等导致失眠的原因，也是诊断需要解决的内容。

(2) 中医诊断

失眠的表现不一，包括难以入睡（起始失眠），睡后易醒、醒后难以再入睡（中间失眠），早醒（终点失眠），睡眠不深，亦有彻夜辗转难眠者。

1）以经常不能获得正常睡眠，并有头晕健忘等症者为不寐。

2）结合病史、病情等进行诊断，如：失眠多与精神情志因素有关，有明显精神刺激原因导致者，常见于癫病、狂病、癫狂病、抑郁等；病久不愈，形体瘦

弱而见失眠者，多属虚劳类疾病，如神劳等；起始失眠多因思虑劳神太过引起，终点失眠常见于老年人，有脑络瘀、风眩以及脏躁等病。

3) 目前对失眠尚缺乏客观检查手段，临床可根据需要，进行脑电图、脑血流图等有关检查。

24.2　足疗技术在失眠中的应用

技术一

(1) 按摩法一

取穴　在脚掌上，自涌泉向斜上方第三、四趾内出现一条足纹是失眠线，出现失眠线的人长期无法正常睡眠，睡眠质量很差，经常做噩梦。可以试着按摩安眠线来帮助入睡。

操作规程

1) 从足掌部后跟前缘中向脚趾方向推动36下。小脚趾根部有一条安眠线，自外向里推36下。

2) 一手抓住五趾，另一手手心在足趾头做顺时针转动36下，这样坚持下来可以有效提高睡眠质量和延长睡眠时间。

(2) 按摩法二

取穴　映射失眠的穴位在足底有三个点：第一失眠点、第二失眠点、第三失眠点。

操作规程　人的足底的穴位映射人体大脑部位，也就是说失眠可以通过摁压相应的穴位来治疗和改善失眠的状况。映射失眠的穴位在足底有三个点：

第一失眠点：如果把人脚跟看成圆，这个圆最靠近前面5个脚趾的那一点就是失眠点。在睡觉前泡完脚，可以用手指用力摁压这个部位1分钟左右。

第二失眠点：整个大拇趾的足底部分，用手指稍稍用力摁压1分钟即可。

第三失眠点：人在站立的情况下，5个脚趾的最前端。用手指依次从大脚拇趾的相应部位摁压到小拇趾，再从小拇趾摁压回来，这样反复做10次。

手动按压失眠点，失眠患者很难坚持下去，建议失眠患者可以使用按摩器帮助，这样也可以有效地改善睡眠质量。

技术二

(1) 方药一

用药　磁石30g、菊花、黄芩、夜交藤各12g、茯苓10g、怀牛膝15g。

功效　清热镇惊，和胃安神。

主治 此汤适用于失眠多梦易惊醒者。

操作规程 将诸药择净,同放入药罐中,加清水适量,浸泡5~10分钟后,水煎取汁,放入浴盆中,待温时足浴,每晚1次,每次15~30分钟,2日1剂,浴后即可上床睡觉,连续3~5天。

(2) 方药二

用药 酸枣仁、枣仁、柏仁、磁石各30g,当归、知母各20g,朱砂10g。

功效 清热镇惊,和胃安神。

主治 此汤适用于失眠多梦易惊醒者。

操作规程 将诸药择净,同放入药罐中,加清水适量,浸泡5~10分钟后,水煎取汁,放入浴盆中,待温时足浴,每晚1次,每次15~30分钟,2日1剂,浴后即可上床睡觉,连续3~5天。

(3) 方药三

用药 红花、花椒、荷叶心、百合各3~5g。

功效 宁心安神。

主治 此汤适用于失眠多梦,心悸不宁。

操作规程 将上药择净,置温热浴水中浸泡10~15分钟后足浴,冷后可再续热水足浴,每次10~15分钟,每晚1次,每次1剂,连续5~7天。

(4) 方药四

用药 黄连15g,肉桂5g。

功效 清心安神。

主治 此汤适用于失眠多梦,心烦不寐。

操作规程 将诸药择净,同放入药罐中,加清水适量,浸泡5~10分钟后,水煎取汁,放入浴盆中,待温时足浴,每晚1次,每次15~30分钟,2日1剂,浴后即可上床睡觉,连续7~10天。

(5) 方药五

用药 山栀、钩藤、菊花各12g,淡竹叶、夏枯草各6g。

功效 疏肝泻热。

主治 主要表现为失眠,烦躁易怒,不思饮食,口渴喜饮,目赤口苦,小便黄赤,大便秘结,舌质红,苔黄等。

操作规程 将诸药择净,同放入药罐中,加清水适量,浸泡5~10分钟后,水煎取汁,放入浴盆中,待温时足浴,每晚1次,每次15~30分钟,2日1剂,浴后即可上床睡觉,连续7~10天。

(6) 方药六

用药 山楂、川椒、胡椒、神曲、麦芽、小茴香、枳壳各10g。

功效 消积导滞。

主治 此汤适用于饮食积滞所致的失眠，主要表现为失眠多梦，脘腹胀满，不思饮食，舌苔厚腻或垢浊等。

操作规程 将诸药择净，同放入药罐中，加清水适量，浸泡5~10分钟后，水煎取汁，放入浴盆中，待温时足浴，每晚1次，每次15~30分钟，2日1剂，浴后即可上床睡觉，连续7~10天。

(7) 方药七

用药 竹茹、枇杷叶、夏枯草、黄芩各10g。

功效 化痰清热，和中安神。

主治 此汤适用于痰热内扰所致的失眠，主要表现为失眠头重，痰多胸闷，恶食嗳气，吞酸恶心，心烦口苦，目眩，苔腻而黄等。

操作规程 将诸药择净，同放入药罐中，加清水适量，浸泡5~10分钟后，水煎取汁，放入浴盆中，待温时足浴，每晚1次，每次15~30分钟，2日1剂，浴后即可上床睡觉，连续7~10天。

(8) 方药八

用药 龙骨、牡蛎、灵磁石、合欢皮、龟板各30g。

功效 镇惊、安神、定志。

主治 此汤适用于心胆气虚所致的失眠，主要表现为失眠多梦，易惊醒，胆怯心悸，遇事善惊，气短倦怠，小便清长，舌质淡，苔薄白等。

操作规程 将诸药择净，同放入药罐中，加清水适量，浸泡5~10分钟后，水煎取汁，放入浴盆中，待温时足浴，每晚1次，每次15~30分钟，2日1剂，浴后即可上床睡觉，连续7~10天。

24.3 调护

1) 坚持每天晨起慢跑锻炼15分钟，增强体质。

2) 调整思维方法，多数失眠与情绪关系密切，因此一切顺其自然，保持心态平和最重要。

3) 睡前洗个热水澡或泡脚半小时，听轻松愉快的音乐。

4) 养成较规律的生活习惯，有养肝健脾和胃的作用。

5) 全身放松法：在躺下后用意念引导，从头发、眉毛、眼皮、面部、肩部一直想到脚趾，依次逐步放松；正常呼吸，吸气时想部位，呼气时放松；要做到心平气和。可以经常用右手心搓左脚掌心；左手心搓右脚掌心。

24.4 其他疗法

24.4.1 穴位外敷

吴茱萸9克，米醋适量，将药捣烂后用醋调成糊状。贴敷于两足心的涌泉穴，24小时取下。

24.4.2 针灸疗法

1) 体针：针刺神门、三阴交穴位。心脾亏虚者可选加心俞、厥阴俞、脾俞；肾亏者选加心俞、肾俞、太溪；肝火上扰者选加肝俞、间使、太冲；脾胃不和者选加胃俞、足三里。针刺用平补平泻，或针灸并用。

2) 耳针：穴位为皮质下、交感、心、脾、肾、内分泌、神门。每次选2~3穴，中强刺激，留针20分钟。

24.4.3 饮食疗法

1) 党参元肉炖猪心：党参15g，龙眼肉12g，猪心1个（洗净），共放炖盅内，加水适量，隔水炖熟，盐调味服食。适用于心脾两虚。

2) 百合蛋糖水：百合30~50g，鸡蛋1个，白糖适量。先将百合煲至烂熟，打入鸡蛋煮熟，再加白糖调味服食。适用于阴虚火旺。

3) 双花枯草茶：菊花18g，素馨花12g，夏枯草15g，水煎加冰糖调味，作茶饮。适用于肝郁化火。

25 糖尿病

25.1 糖尿病概述

25.1.1 概念

糖尿病是一组常见的代谢内分泌病,其基本病理生理为相对或绝对胰岛素分泌不足所引起的糖、脂肪、蛋白质、水及电解质代谢紊乱。其主要特点是高血糖及糖尿。

糖尿病分为原发性和继发性两类。前者占绝大多数,后者大都继发于造成胰腺组织广泛损害的疾病(如胰腺炎、胰腺切除术后等)或继发于拮抗胰岛素作用的激素分泌过多的疾病(如肢端肥大症、皮质醇增多症等)。

25.1.2 病因病机

(1) 中医病因病机

消渴病的病机主要在于阴津亏损,燥热偏盛,而以阴虚为本,燥热为标,两者互为因果,阴愈虚则燥热愈盛,燥热愈盛则阴愈虚。消渴病变的脏腑主要在肺、胃、肾,尤以肾为关键。三脏之中,虽可有所偏重,但往往又互相影响。

(2) 西医病因病机

1) 遗传因素:1 型或 2 型糖尿病均存在明显的遗传异质性。糖尿病存在家族发病倾向,1/4~1/2 患者有糖尿病家族史。临床上至少有 60 种以上的遗传综合征可伴有糖尿病。1 型糖尿病有多个 DNA 位点参与发病,其中以 HLA 抗原基因中 DQ 位点多态性关系最为密切。在 2 型糖尿病已发现多种明确的基因突变,如胰岛素基因、胰岛素受体基因、葡萄糖激酶基因、线粒体基因等。

2) 环境因素:进食过多,体力活动减少导致的肥胖是 2 型糖尿病最主要的环境因素,使具有 2 型糖尿病遗传易感性的个体容易发病。1 型糖尿病患者存在免疫系统异常,在某些病毒如柯萨奇病毒、风疹病毒、腮腺病毒等感染后导致自身免疫反应,破坏胰岛素 B 细胞。

25.1.3 临床表现

临床表现早期无症状,发展到症状期,临床上可出现多饮、多食、多尿、疲乏、消瘦等症候群，严重时发生酮症酸中毒。常见的并发症及伴随症有急性感染、肺结核、动脉粥样硬化、肾和视网膜等大小血管病变以及神经病变。

25.1.4 临床诊断

(1) 西医诊断

糖尿病的诊断一般不难，空腹血糖大于或等于 7.0mmol/L，和/或餐后两小时血糖大于或等于 11.1mmol/L 即可确诊。诊断糖尿病后要进行分型：

1）1 型糖尿病：发病年龄轻，大多<30 岁，起病突然，多饮多尿多食消瘦症状明显，血糖水平高，不少患者以酮症酸中毒为首发症状，血清胰岛素和 C 肽水平低下，ICA、IAA 或 GAD 抗体可呈阳性。单用口服药无效，需用胰岛素治疗。

2）2 型糖尿病：常见于中老年人，肥胖者发病率高，常可伴有高血压、血脂异常、动脉硬化等疾病。起病隐袭，早期无任何症状，或仅有轻度乏力、口渴，血糖增高不明显者需做糖耐量试验才能确诊。血清胰岛素水平早期正常或增高，晚期低下。

(2) 中医诊断

1）凡以口渴多饮、多食易饥、尿频量多、形体消瘦或尿有甜味为临床特征者，即可诊断为消渴病。本病多发于中年以后，以及嗜食膏粱厚味、醇酒炙煿之人。若有青少年期即罹患本病者，一般病情较重。

2）初起可"三多"症状不著，病久常并发眩晕、肺痨、胸痹心痛、中风、雀目、疮痈等。严重者可见烦渴、头痛、呕吐、腹痛、呼吸短促，甚或昏迷厥脱危象。由于本病的发生与禀赋不足有较为密切的关系，故消渴病的家族史可供诊断参考。

3）查空腹、餐后 2 小时血糖和尿糖，尿比重，葡萄糖耐量试验等，有助于确定诊断。必要时查尿酮体、血尿素氮、肌酐、二氧化碳结合力及血钾、钠、钙、氯化物等。

25.2 足疗技术在糖尿病中的应用

技术

取穴 肾、输尿管、膀胱、脾、肝、胸椎、垂体、胰、十二指肠等足疗反射区。

操作规程 按摩肾、输尿管、膀胱、脾、肝、胸椎反射区各 2 分钟，垂体、胰、十二指肠反射区各 3 分钟，肾上腺、上身淋巴结、下身淋巴结反射区各 1

分钟。

注意事项

1）足疗降血糖有较好的效果，并能预防并发症。

2）只要注重饮食清淡、勤劳工作、心情舒畅、生活规律是可避免或减少糖尿病的发生。

3）糖尿病的主要危害是并发症，因此注意并发症的早期预防是非常重要的。

4）糖尿病病人贵在坚持治疗，维持血糖在大致正常水平，不要血糖一降就停止治疗，血糖一升再进行治疗，这样反反复复，其危害甚大。

5）有些糖尿病病人治疗后一切症状消失后，就认为病已痊愈，万事大吉，因而终止治疗，这种做法是危险的。所有的糖尿病患者至少每隔1~2个月就应到医院复查血糖、尿糖根据检查的情况治疗，是可以确保自己健康的。

6）治疗同时须配合饮食控制，少吃盐。饮食治疗是糖尿病病人不可忽视的重要方面。营养原则包括适当控制体重，脂肪应不少于食物总热能的30%，糖类应占总热能的55%~65%，蛋白质不超过总热能的15%。

7）进行适当有规律的运动，防止肥胖。

26 糖尿病足

26.1 糖尿病足概述

26.1.1 概念

糖尿病足是指因糖尿病血管病变和（或）神经病变和感染等因素，导致糖尿病患者足或下肢组织破坏的一种病变，是威胁糖尿病患者的严重糖尿病并发症之一，给患者及其家庭、社会造成严重影响和负担，鉴于此，国际糖尿病联盟2005年糖尿病日的主题是"糖尿病和足的护理"，以呼吁整个社会关注糖尿病足。

26.1.2 病因病因病机

(1) 中医病因病机

中医学认为，糖尿病足的临床表现与中医学消渴病脱疽基本一致，归属于中医"消渴"、"痈疽"的范畴。本病因病机是久病消渴，气阴两虚，致燥热内结、络脉瘀阻、热毒内蕴，热毒湿热瘀血相互搏结而化腐成脓；或筋骨皮肉失去气血津液濡养，逐渐干黑而成。至疾病后期常表现为成脓后不久溃破或溃后难愈、肉芽苍白、生长缓慢等一派气阴两虚、血不养筋、络脉瘀阻的症候。其中气阴两虚为本，湿热壅盛、瘀血阻络为标，瘀血、湿热既是气阴两虚的病理产物，又是消渴导致脱疽的中心环节。

(2) 西医病因病机

现代医学认为该病发病机制责之于神经病变、周围血管病变和微循环障碍，因一些机械性损伤诱发而导致皮肤溃烂感染，最终坏疽。由于糖尿病患者处于高血糖、高血脂、高血凝状态，加剧了动脉硬化或血栓形成，造成血管壁增厚，管腔狭窄。

26.1.3 临床表现

主要表现有三方面：①足溃疡；②足坏疽：包括干性、湿性和混合性；③足缺血。临床上以患足怕冷或灼热、麻木、疼痛等感觉异常，甚或溃烂、坏死为主要特征。

26.1.4 临床诊断

(1) 西医诊断

1) 病史采集：要了解糖尿病人患病持续时间、治疗方式及其他并发症情况、识别足部出现溃疡的原因、持续时间、程度和进展情况。

2) 体格检查：注意溃疡面的外观、范围、深度、温度、气味，同时确定足有无畸形、浮肿、软组织感染或骨髓炎。检查患者对侧肢体情况及鞋袜是否合适。

3) 辅助检查

神经系统检查：目的是了解患者是否仍存在保护性的神经感觉。最为简单和常用的方法是用一根特制的10g尼龙丝，一头接触于患者的大脚趾、脚跟和前脚底外侧，用手按住尼龙丝的另一头，并轻轻施压，正好使尼龙丝弯曲，患者脚底或脚趾此时能感觉到脚底的尼龙丝，则为正常，否则为不正常。另外还有用音叉来检查患者对振动的感觉。

皮肤温度检查：检查皮肤对温度变化的感觉，反应神经功能是否受损，分定性和定量检查。定性即将音叉或一根细不锈钢棍置于温热水杯中，取出后测定患者不同部位的皮肤感觉，同时与正常人对照。定量检查需要用仪器。

压力测定：通过测定脚不同部位的压力，了解患者是否有脚部压力异常。通常让受试者站在有多点压力敏感器的平板上，通过扫描成像，在计算机上分析。

周围血管检查：最简单的方法是用手来触摸脚背或胫后动脉的搏动来了解脚部大血管病变，波动消失提示有严重的大血管病变，需进行下一步检查。

溃疡合并感染的检查：用探针探查怀疑有感染的溃疡，如发现窦道，探及骨组织，要考虑骨髓炎；同时用探针取溃疡深部的标本做细菌培养，增加培养出感染细菌的特异性。深部感染或骨病变还可用X线平片、同位素扫描或磁共振检查等方法鉴别。

夏科氏（Charcot）关节病的检查：长期糖尿病史患者可能并发该病，需做专科检查、确诊。

(2) 中医诊断

糖尿病性坏疽患者有糖尿病多饮、多食、多尿等症状，化验尿糖阳性，血糖增高，局部为湿性坏疽，发展迅速，范围较大，如不及时控制炎症，易至毒邪内陷。

26.2 足疗技术在糖尿病足中的应用

技术一

取穴 脚趾、足背、足跟、足掌反射区及阴陵泉、地机、三阴交、足三里、公孙等经穴。

操作规程 足浴前后适当配合足部按摩，取脚趾、足背、足跟、足掌及阴陵泉、地机、三阴交、足三里、公孙，动作宜轻柔缓和的环旋活动进行按摩治疗；防止皮肤皲裂，适当抬高下肢，以改善局部血液循环。每个穴位按摩2~3分钟，按摩完毕后按照由膝关节到踝关节的顺序，轻捋小腿腓肠肌15分钟，每日1次。

技术二

用药 当归、毛冬青、红花、乳香、没药、大黄、紫花地丁、苦参、透骨草、伸筋草、鸡血藤、苏木、金银花、连翘各15g。

药物制备

1）选用的煎药器具：现在仍是以砂锅为好，因为砂锅的材质稳定不会与药物成分发生化学反应，其传热均匀缓和，这也是自古沿用至今的原因之一。此外，也可选用搪瓷锅、不锈钢锅和玻璃煎器。

2）药物在煎煮前一定要浸泡：因为来源于植物类的中药多是干燥品，通过加水浸泡可使药材变软，组织细胞膨胀后恢复其天然状态，煎药时易于有效成分浸出。一般以花、叶、茎类为主的药物，浸泡时间为1~1.5小时。以根、种子、根茎，果实类为主的药物浸泡时间为2~3小时。

3）煎药的加水量也很重要。加水量的多少直接影响到汤剂的质量。加水少了，会造成药物煎煮不透，有效成分浸出的不完全。加水多了，煎煮出的药液多，病人服药时很不方便。中药材因其质地不同，它的吸水量差别也较大，一般加水量控制在5~10倍。重量相同的药物，质地疏松其体积就大，吸水量自然就多。质地坚实其体积就小，吸水量就少。

4）煎煮次数：以多次煎煮比一次长时间煎煮的效果好。实践证明，汤剂煎煮2次能够煎出所含成分的80%左右，所以煎药的次数以2次或3次为宜。

5）煎药的温度：煎药温度的高低，中医称之为"火候"一般习惯上称为"文火"或"武火"。所谓文火，就是弱火，温度上升缓慢，水分蒸发较慢。所谓武火，就是强火，温度上升快，水分蒸发的也快。如煎药时火候过强，水分蒸发快，会影响有效成分的浸出，也容易糊锅。本方煎煮先武火熬开后以文火慢煎为主。

6）煎煮时间：本方一般对第一煎以沸腾开始计算需要30分钟左右，第二煎20分钟左右。

7）留取药液量：指一剂药经两次煎煮合并后的药液量。一般根据足浴盆的大小，适当的选择药液量。

操作规程

1）创面处理：常规局部消毒后，疼痛敏感者在局部麻醉下用无菌剪刀剪去坏死组织。原则：与正常组织结合疏松的先清除，干性坏死组织后清除。清除坏死组织以不损伤正常组织或少出血为宜，一次性彻底清除坏死的皮肤、皮下组织、肌肉、肌腱、筋膜等。然后用过氧化氢溶液、生理盐水、甲硝唑交替冲洗伤口，最后用生理盐水冲净创面，并用无菌纱布蘸干。

2）足浴调护：先将药加水浸泡20分钟，煮沸后再煮10分钟，待药液温度降至35~40℃时开始泡足，浸泡中逐渐加入热水，使水温维持在40℃左右，水面在踝关节10 cm以上，最好至足三里穴，每次浸泡20分钟，每天1次，4周为1个疗程。

注意事项

1）加强健康教育，培养患者养成良好的生活和行为习惯，提倡散步、慢跑等有氧运动项目，绝对禁烟、忌酒。

2）中药足浴不宜用铜盆等金属器具盛装；饭前、饭后30分钟不宜足浴，以免影响消化功能。

3）水温不能超过43℃，时间不超过25分钟，注意观察患者的意识、面色，尤其是有心血管病的患者，药液均一次性使用，有血液病者禁足浴。

4）凡烧伤、脓疮、水痘、麻疹、糖尿病足大疱及足皮肤破损者不宜足浴。

27 甲状腺功能亢进症

27.1 甲状腺功能亢进症概述

27.1.1 概念

甲状腺功能亢进症（简称甲亢）是指甲状腺腺体本身产生甲状腺激素过多而引起的甲状腺毒症，其病因主要是弥漫性毒性甲状腺肿（Graves 病）、多结节性毒性甲状腺肿和甲状腺自主高功能腺瘤（Plummer 病），是一种常见的内分泌疾病。一般认为甲亢是一种自身免疫性疾病，精神刺激、感染等应激状态是本病的常见诱因，与家族遗传也有一定关系。

27.1.2 病因病机

(1) 中医病因病机

由于情志抑郁，肝失条达，遂使肝郁气滞，肝旺侮脾，脾失健运，饮食入胃，不能化生精微，形成痰浊内蕴，湿痰留注于任、督，汇集于喉，聚而成形，遂成本病。

(2) 西医病因病机

目前公认本病的发生与自身免疫有关，属于器官特异性自身免疫病。它与自身免疫甲状腺炎等，同属于自身免疫性甲状腺病。

甲状腺呈不同程度的弥漫性肿大。甲状腺滤泡上皮细胞增生，呈高柱状或立方状，滤泡腔内的胶质减少或消失，滤泡间可见不同程度的与淋巴组织生发中心相关的淋巴细胞浸润。这些淋巴细胞的构成特点是以 T 细胞为主，伴少数的 B 细胞和浆细胞。Graves 眼病的眶后组织中有脂肪细胞浸润，纤维组织增生，大量黏多糖和糖胺聚糖沉积，透明质酸增多，淋巴细胞和浆细胞浸润，同时眼肌纤维增粗，纹理模糊，肌纤维透明变性、断裂和破坏。胫前黏液性水肿者局部可见黏蛋白样透明质酸沉积，肥大细胞、巨噬细胞和成纤维细胞浸润。

27.1.3 临床表现

(1) 甲状腺毒症表现

1) 高代谢综合征：甲状腺激素分泌增多导致交感神经兴奋性增高和新陈代

谢加速，患者常有疲乏无力、怕热多汗、皮肤潮湿、多食善饥、体重显著下降等。

2）精神神经系统：多言好动、紧张焦虑、焦躁易怒、失眠不安、思想不集中、记忆力减退，手和眼睑震颤。

3）心血管系统：心悸气短、心动过速、第一心音亢进。收缩压升高、舒张压降低，脉压增大。合并甲状腺毒症心脏病时，出现心动过速、心律失常、心脏增大和心力衰竭。以心房颤动等房性心律失常多见，偶见房室传导阻滞。

4）消化系统：稀便、排便次数增加。重者可以有肝大、肝功能异常，偶有黄疸。

5）肌肉骨骼系统：主要是甲状腺毒症性周期性瘫痪。在 20～40 岁亚洲男性好发，发病诱因包括剧烈运动、高碳水化合物饮食、注射胰岛素等，病变主要累及下肢，有低钾血症。TPP 病程呈自限性，甲亢控制后可以自愈。少数患者发生甲亢性肌病，肌无力多累及近心端的肩胛和骨盆带肌群。另有 1% GD 伴发重症肌无力，该病和 GD 同属自身免疫病。

6）造血系统：循环血淋巴细胞比例增加，单核细胞增加，但是白细胞总数减低。可以伴发血小板减少性紫癜。

7）生殖系统：女性月经减少或闭经。男性阳痿，偶有乳腺增生（男性乳腺发育）。

(2) 甲状腺肿

大多数患者有程度不等的甲状腺肿大。甲状腺肿为弥漫性、对称性，质地不等，无压痛。甲状腺上下极可触及震颤，闻及血管杂音。少数病例甲状腺可以不肿大。

(3) 眼征

GD 的眼部表现分为两类：一类为单纯性突眼，病因与甲状腺毒症所致的交感神经兴奋性增高有关；另一类为浸润性眼征，发生在 Graves 眼病，病因与眶周组织的自身免疫炎症反应有关。

27.1.4　甲状腺功能亢进的临床诊断

(1) 西医诊断

1）高代谢症状和体征。

2）甲状腺肿大。

3）血清 TT_4、FT_4 增高，TSH 减低。

具备以上三项诊断即可成立。应注意的是，淡漠型甲亢的高代谢症状不明显，仅表现为明显消瘦或心房颤动，尤其在老年患者；少数患者无甲状腺肿大；

T_3 型甲亢仅有血清 T_3 增高。

(2) 中医诊断

本病多见于 30~40 岁女性。在结喉正中一侧或双侧有单个肿块，呈圆形或椭圆形，表面光滑，质韧有弹性，可随吞咽而上下移动，生长缓慢，一般无任何不适，多在无意中发现。若肿块增大，可感到憋气或有压迫感。部分患者可发生肿物突然增大，并出现局部疼痛，是因乳头状囊性腺瘤囊内出血所致。巨大的肉瘿可压迫气管，使之移位，但少有发生呼吸困难和声音嘶哑者，有的可伴有性情急躁、胸闷易汗、心悸、手颤等症。极少数病例可发生癌变。

辅助检查：甲状腺同位素[131]碘扫描显示多为温结节，囊肿多为凉结节，伴甲亢者多为热结节。B 型超声为实质性肿块或混合性肿块。

27.2 足疗技术在甲状腺功能亢进症中的应用

技术一

取穴 肾、输尿管、膀胱、甲状腺、垂体、肾上腺、脾、肝、上身淋巴结反射区。

操作规程 按摩反射区各 3 分钟，甲状腺、垂体、肾上腺反射区各 4 分钟，脾、肝、上身淋巴结反射区各 1 分钟。

技术二

用药 海藻 30g、昆布 15g、贝母 15g、半夏 10g、青皮 6g、陈皮 10g、当归 15g、川芎 10g、连翘 10g、香附 15g、茯神 15g、白芍 15g、甘草 6g。

操作规程

将上述药材加水 800~1000ml，煎取 400~600ml 去渣备用，每用热水泡双脚兑入药汁 100~200ml，水在踝关节以上，双脚暖和，皮肤发红为止，每日 1 次，冬季可连浸 1~2 个月。

注意事项

1）足疗对于改善本病的临床症状有较好的效果，但需要较长时间的治疗，故需要有恒心、信心、耐心。与药物结合效果更佳（也可减轻药物的副作用），若出现高热、恶心、呕吐、烦躁不安或谵妄、昏迷等甲状腺危象时，应进行抢救。

2）保持心情舒畅，注意休息，生活要有规律，合理膳食，治疗期间，避免食辛辣等刺激之品。稳定期可适当锻炼身体，如散步、打太极拳、做广播操等，以增强体质。

3）还要注意预防感冒，保持个人卫生清洁，防止发生各类感染。

28 尿路感染

28.1 尿路感染概述

28.1.1 概念

尿路感染又称泌尿道感染，是指病原体经尿道口上行感染，或血行感染尿路黏膜或组织而引起的炎症，女性多见。临床上分为上泌尿道感染（输尿管炎、肾盂肾炎）和下泌尿道感染（尿道炎、膀胱炎）。

28.1.2 病因病机

(1) 中医病因病机

外感湿热，饮食不节，情志失调，禀赋不足或劳伤久病。淋证的成因虽有内、外因之分，但其基本病理变化为湿热蕴结下焦，肾与膀胱气化不利。其病位在膀胱与肾。肾者主水，维持机体水液代谢。膀胱者州都之官，有贮尿与排尿功能。两者脏腑表里相关，经脉相互络属，共主水道，司决渎；当湿热等邪蕴结膀胱，或久病脏腑功能失调，均可引起肾与膀胱气化不利，而致淋证。

(2) 西医病因病机

尿路感染95%以上是由单一细菌引起的。其中90%的门诊病人和50%左右的住院病人，其病原菌是大肠埃希杆菌，此菌血清分型可达140多种，致尿感型大肠埃希杆菌与病人粪便中分离出来的大肠埃希杆菌属同一种菌型，多见于无症状菌尿或无并发症的尿感；变形杆菌、产气杆菌、克雷白肺炎杆菌、铜绿假单胞菌、粪链球菌等见于再感染、留置导尿管、有并发症之尿感者；白色念珠菌、新型隐球菌感染多见于糖尿病及使用糖皮质激素和免疫抑制药的病人及肾移植后；金黄色葡萄球菌多见于皮肤创伤及吸毒者引起的菌血症和败血症；病毒、支原体感染虽属少见，近年来有逐渐增多趋向。多种细菌感染见于留置导尿管、神经源性膀胱、结石、先天性畸形和阴道、肠道、尿道瘘等。

解剖因素可能是女性尿路感染比男性更普遍的原因。女性尿道相对短，肛门距离尿道口近，容易感染。阴道乳酸杆菌、正常尿流和黏液防御因子可以提供抗感染保护。绝经前阴道内有产过氧化的乳酸杆菌群，可以预防尿路病原增殖。因绝经后雌激素水平下降，导致乳酸杆菌减少，阴道pH上升，二者易引起病原增殖。引起尿潴留的机械性异常因素易导致尿路感染，包括盆腔器官脱垂或抗尿失禁手术相关的尿路梗阻、下尿路憩室或结石。功能异常导致的尿潴留，如逼尿肌收缩功能低下或神经源性膀胱导致的膀胱排空不全同样也可引起尿路感染。

28.1.3 临床表现

(1) 膀胱炎

占尿路感染的60%以上。主要表现为尿频、尿急、尿痛、排尿不适、下腹部疼痛等，部分患者迅速出现排尿困难。尿液常混浊，并有异味，约30%可出现血尿。一般无全身感染症状，少数患者出现腰痛、发热，但体温常不超过38.0℃。如患者有突出的系统表现，体温>38.0℃，应考虑上尿路感染。致病菌多为大肠埃希菌，约占75%以上。

(2) 肾盂肾炎

1) 急性肾盂肾炎可发生于各年龄段，育龄女性最多见。临床表现与感染程度有关，通常起病较急。

2) 全身症状：发热、寒战、头痛、全身酸痛、恶心、呕吐等，体温多在38.0℃以上，多为弛张热，也可呈稽留热或间歇热。部分患者出现革兰阴性杆菌败血症。

3) 泌尿系症状：尿频、尿急、尿痛、排尿困难、下腹部疼痛、腰痛等。腰痛程度不一，多为钝痛或酸痛。部分患者下尿路症状不典型或缺如。

4) 体格检查：除发热、心动过速和全身肌肉压痛外，还可发现一侧或两侧肋脊角或输尿管点压痛和（或）肾区叩击痛。

5) 慢性肾盂肾炎临床表现复杂，全身及泌尿系统局部表现均可不典型。一半以上患者可有急性肾盂肾炎病史，后出现程度不同的低热、间歇性尿频、排尿不适、腰部酸痛及肾小管功能受损表现，如夜尿增多、低比重尿等。病情持续可发展为慢性肾衰竭。急性发作时患者症状明显，类似急性肾盂肾炎。

(3) 无症状细菌尿

无症状细菌尿是指患者有真性细菌尿，而无尿路感染的症状，可由症状性尿感演变而来或无急性尿路感染病史。致病菌多为大肠埃希菌，患者可长期无症状，尿常规可无明显异常，但尿培养有真性菌尿，也可在病程中出现急性尿路感染症状。

28.1.4 临床诊断

(1) 西医诊断

1) 尿路感染的诊断：典型的尿路感染有尿路刺激征、感染中毒症状、腰部不适等，结合尿液改变和尿液细菌学检查，诊断不难。凡是有真性细菌尿者，均可诊断为尿路感染。无症状性细菌尿的诊断主要依靠尿细菌学检查，要求两次细菌培养均为同一菌种的真性菌尿。当女性有明显尿频、尿急、尿痛，尿白细胞增多，尿细菌定量培养≥10^5 ml，并为常见致病菌时，可拟诊为尿路感染。

2）尿路感染的定位诊断：真性菌尿的存在表明有尿路感染，但不能判定是上尿路或下尿路感染，需进行定位诊断。

根据临床表现定位：上尿路感染常有发热、寒战、甚至出现毒血症症状，伴明显腰痛，输尿管点和（或）肋脊点压痛、肾区叩击痛等。而下尿路感染，常以膀胱刺激征为突出表现，一般少有发热、腰痛等。

根据实验室检查定位：出现下列情况提示上尿路感染，①膀胱冲洗后尿培养阳性；②尿沉渣镜检有白细胞管型，并排除间质性肾炎、狼疮性肾炎等疾病；③尿NAG等升高；④尿渗透压降低。

3）慢性肾盂肾炎的诊断：除反复发作尿路感染病史之外，尚需结合影像学及肾脏功能检查。肾外形凹凸不平，且双肾大小不等；静脉肾盂造影可见肾盂肾盏变形、缩窄；持续性肾小管功能损害。

(2) 中医诊断

1）小便频数，淋沥涩痛，小腹拘急引痛，为各种淋证的主症，是诊断淋证的主要依据。还需根据各种淋证的不同临床特征，确定不同的淋证类型。

2）病久或反复发作后，常伴有低热、腰痛、小腹坠胀、疲劳等。

3）多见于已婚女性，每因疲劳、情志变化、不洁房事而诱发。

28.2 足疗技术在尿路感染中的应用

技术

取穴 肾、输尿管、膀胱、尿道、脾、肾上腺、下身淋巴结反射区等。

操作规程 按摩肾、输尿管、膀胱、尿道反射区各4分钟、脾、肾上腺、下身淋巴结反射区各3分钟。

注意事项

1）足疗对本病有较好疗效，对改善尿路刺激症状较显著。同时要多喝水，轻者一次治愈，重者一次也可见效，数次治愈。

2）女性注意外阴部清洁及经期卫生，婴儿要勤换尿布。

29 月经失调

29.1 月经失调概述

29.1.1 概念

月经失调，也称月经不调。这是一种常见的妇科疾病，表现为月经周期或出血量的异常，或是月经前、经期时的腹痛及全身症状。病因可能是器质性病变或是功能失常。血液病、高血压病、肝病、内分泌病、流产、宫外孕、葡萄胎、生殖道感染、肿瘤（如卵巢肿瘤、子宫肌瘤）等均可引起月经失调。

1）经期提前。月经提前指平时月经周期正常，突然出现月经周期缩短，短于21天，而且连续出现2个周期以上，但月经量正常。属于排卵型功血基础体温双相，卵泡期短，仅7~8天，或黄体期短于10天，或体温上升不足0.5℃。

2）经期延迟。平时月经规律，月经错后7天以上，甚至40~50天一行，并连续出现两个月经周期以上，但月经量正常。有排卵者，基础体温双相，但卵泡期长，高温相偏低；无排卵者，基础体温单相。

3）经期延长。月经周期正常，经量正常，但经期延长，经期超过7天以上，甚至2周方净。有炎症者平时小腹疼痛，经期加重，平时白带量多，色黄或黄白、质稠、有味。黄体萎缩不全者同时伴有月经量多；子宫内膜修复延长者在正常月经期后，仍有少量持续性阴道出血。

4）月经失调。月经先后不定期、月经提前或延迟，周期或短于21天，或长于35天。

5）月经中期出血（又称经间期出血、排卵性出血）。指两次规律正常的月经周期中间出现的出血，是由于雌激素水平短暂下降，使子宫内膜失去激素的支持而导致的子宫内膜脱落引起的出血。

29.1.2 病因病机

(1) 中医病因病机

疾病机理在于气血失于调节而导致血海蓄溢失常，其病因多由于肝气郁滞或者肾气虚衰所致。而以肝郁为主，肝为肾之子，肝气郁滞，疏泄失调，子病及母，使肾气的闭藏失司，故常发展为肝肾同病。

1) 肝郁：肝藏血，主疏泄，司血海，肝气条达，疏泄正常，血海按时满溢，则月经周期正常。若情志抑郁，或忿怒伤肝，以至疏泄失司，气血失调，血海蓄溢失常，如疏泄过度，则月经先期而至，疏泄不及，则月经后期而来。

2) 肾虚：素体肾气不足，或年少肾气未充，或久病失养，或多产房劳，损伤肾气，或老年肾气渐衰，使肾气亏损，藏泄失司，冲任失调，血海蓄溢失常，以至月经周期紊乱。

(2) 西医病因病机

情绪异常引起月经失调情绪异常，长期的精神压抑、生闷气或遭受重大精神刺激和心理创伤，都可导致月经失调或痛经、闭经。这是因为月经是卵巢分泌的激素刺激子宫内膜后形成的，卵巢分泌激素又受脑下垂体和下丘脑释放激素的控制，所以无论是卵巢、脑下垂体，还是下丘脑的功能发生异常，都会影响到月经。寒冷刺激引起月经过少甚至闭经。据研究，妇女经期受寒冷刺激，会使盆腔内的血管过分收缩，可引起月经过少甚至闭经。

月经不调表现为月经周期或出血量的紊乱，有以下几种情况：

1) 不规则子宫出血：包括月经过多或持续时间过长。常见于子宫肌瘤、子宫内膜息肉、子宫内膜增殖症、子宫内膜异位症等，月经过少，经量及经期均少；月经频发即月经间隔少于25天；月经周期延长即月经间隔长于35天；不规则出血，可由各种原因引起，出血全无规律性。以上几种情况可由局部原因、内分泌原因或全身性疾病引起。

2) 功能性子宫出血：指内外生殖器无明显器质性病变，而由内分泌调节系统失调所引起的子宫异常出血，是月经失调中最常见的一种，常见于青春期及更年期。分为排卵性和无排卵性两类，约85%病例属无排卵性功血。

3) 绝经后阴道出血：指月经停止6个月后的出血，常由恶性肿瘤、炎症等引起。

4) 闭经：指从未来过月经或月经周期已建立后又停止3个周期以上的情况，前者为原发性闭经，后者为继发性闭经。

29.1.3 临床表现

1) 月经周期：从月经来潮的第一天到下次月经来潮的第一天称为一个月经周期。绝大多数人在28～35天之间，但也有少数人短至20天或长达45天一个周期，在上述范围内，只要月经有规律，均属正常现象。

2) 月经血量：正常月经期的月经血量为20～120ml，多数为50ml，以月经来潮的第二三天最多，以后逐渐减少。月经期：阴道流血期间称为月经期，多数人的月经期持续3～5天，但少至1～2天，多至7～8天也属正常范围。

3）月经血特点：月经血的特点是不凝固，呈暗红色。月经血中除血液外，还含有子宫内膜脱落的碎片、子宫颈黏液及阴道上皮细胞等。

29.1.4 临床诊断

(1) 西医诊断

1）月经先期：①月经周期提前7天以上，甚至半月余一行，连续3个月经周期以上。②月经周期提前半月，应与经间期出血、青春期、更年期月经先期相鉴别。

2）月经后期：①月经周期超过35天，连续3个月经周期以上。②育龄妇女周期延后，应与妊娠、青春期、更年期月经后期相鉴别。③妇科检查，B超或气腹造影，以排除子宫及卵巢器质性疾病。

3）月经先后无定期：①月经周期或前或后，均超过7天以上，并连续3个月经周期以上。②月经周期紊乱应与青春期、更年期月经紊乱相区别。③妇科检查及B超等排除器质性病变，测基础体温、阴道涂片、宫颈黏液结晶检查以了解卵巢功能情况。

4）月经过多：①月经周期基本正常，经量明显增多，在50ml以上，或时间超过7天。②妇科检查及B超检查，排除子宫肌瘤等器质性疾病。③排除血小板减少症及凝血机制障碍所致月经过多。

5）月经过少：①月经周期基本正常，经量很少，不足30ml，甚或点滴即净。②本病应与早孕相鉴别。③排除因结核病引起的月经过少。

(2) 中医诊断

1）月经周期提前或错后7天以上，或先后无定期。

2）月经量少或点滴即净。

3）月经量多或行经时间超过8天以上。

如果持续出现以上情况，则有可能是月经不调，应当引起重视，因为月经不调通常也是引起不孕症发生的一个相关因素，因此，如果在准备怀孕的时候，最好能把月经不调情况予以改善，从而得以保证怀孕的顺利进行。

29.2 足疗技术在月经失调中的应用

技术一

取穴 脑下垂体、卵巢、子宫、阴道、下腹部神经、泌尿系统、卵巢、下腹部神经等反射区。

操作规程

1）脑下垂体（反射区有交叉）：在大脚趾趾腹约中央地方，用手触摸时有一颗不是很明显的小颗粒。按摩时找到小颗粒时，定点扣按。

2）卵巢：在双脚外侧踝关节与脚后跟中央，骨头的凹陷处，及双脚脚后跟正中央。按摩时手找到凹陷处后定点扣按。

3）子宫：在双脚内侧的踝关节与脚后跟中央骨头上方凹陷处。按摩时找到凹陷处定点扣按。

4）阴道：在双脚内侧踝关节与脚后跟中央有一斜向沟往下扣是阴道反射区。按摩方向是由膀胱方向往后脚跟方向推。

5）下腹部神经：在双脚踝关节外侧，约小腿下方1/3的地方，按摩时要由脚后跟往心脏方向推。

技术二

(1) 月经先期

1）方药一

用药 黄芪、党参、煅龙骨、煅牡蛎各30g，白术18g，陈皮12g，当归15g，柴胡、升麻各6g，甘草9g。加减用药：心悸失眠、多梦者，去升麻、柴胡，加桂圆肉15g，酸枣仁30g，远志9g；腰痛、腹冷、尿多便溏者，加益智仁、补骨脂各15g，炮姜6g；月经有血块者，加益母草15g，茜草9g。

功效 补气益血。

主治 月经提前，经量增多，色淡质稀。伴有神疲肢倦，心悸气短，纳少便溏，或小腹空坠，脉虚弱，舌质淡，苔薄白。

操作规程 将上药择净，置温热浴水中浸泡10~15分钟后足浴，冷后可再续热水足浴，每次10~15分钟，每晚1次，每次1剂，连续7~9天。

2）方药二

用药 生地黄18g，牡丹皮、地骨皮、白芍、小蓟各15g，青蒿、黄柏、黄芩各9g，地榆30g。加减用药：壮热面赤、口干便结者，加石膏30g，大黄6g（后下）；心烦不寐、尿黄者，加栀子9g，麦门冬12g，白茅根30g。

功效 清热凉血调经。

主治 主治月经提前，量多，色紫红，质黏稠。面赤口干，喜冷饮，心胸烦躁，大便干，小便黄，舌质红，苔黄，脉滑数。

操作规程 将上药择净，置温热浴水中浸泡10~15分钟后足浴，冷后可再续热水足浴，每次10~15分钟，每晚1次，每次1剂，连续7~9天。

3）方药三

用药 牡丹皮、白芍、生地黄各 15g，栀子、当归、白术、茯苓、香附、川楝子各 12g，柴胡、薄荷各 9g。加减用药：乳房胀痛有块者，加王不留行、荔枝核各 12g，丝瓜络、橘核各 9g；经行不畅、血块多者，加丹参 15g，泽兰 18g，川芎 9g；口干目眩、失眠者，加菊花 9g，石决明 15g，生牡蛎 30g。

功效 宜清肝解郁调经。

主治 月经提前，量或多或少，色紫红有块，质黏稠。心烦易怒，乳房、胸肋、小腹胀痛，口苦咽干，舌质红，苔黄薄，脉弦数。

操作规程 将上药择净，置温热浴水中浸泡 10~15 分钟后足浴，冷后可再续热水足浴，每次 10~15 分钟，每晚 1 次，每次 1 剂，连续 7~9 天。

4）方药四

用药 生地黄、玄参、白芍、沙参、旱莲草、女贞子各 15g，地骨皮、麦门冬、阿胶（烊化）各 12g，牡丹皮、黄芩各 9g。加减用药：月经量少、潮热不寐者，加鳖甲 30g，丹参、柏子仁各 15g，青蒿 9g。

功效 养阴清热。

主治 月经提前，量少色红，质黏稠。两颧潮红，手足心热，咽干口燥，心烦不眠，舌质红，少苔或剥苔，脉细数。

操作规程 将上药择净，置温热浴水中浸泡 10~15 分钟后足浴，冷后可再续热水足浴，每次 10~15 分钟，每晚 1 次，每次 1 剂，连续 7~9 天。

(2) 月经后期

1）方药一

用药 桂心 6g、当归 12g、川芎 12g、人参 10g、莪术 10g、丹皮 9g、白芍 9g、甘草 6g。如经量多，则去莪术等活血祛瘀之品，酌加炮姜 10g、焦艾叶 1g 温经止血。如腹痛拒按，时下血块者，加蒲黄 9g、五灵脂 9g 以化瘀止痛。

功效 温经散寒调经。

主治 经期延后，量少，色黯有血块，小腹冷痛，得热减轻，畏寒肢冷。苔白，脉沉紧。

操作规程 将上药择净，置温热浴水中浸泡 10~15 分钟后足浴，冷后可再续热水足浴，每次 10~15 分钟，每晚 1 次，每次 1 剂，连续 7~9 天。

2）方药二

用药 黄芪 15g、肉桂 6g、艾叶 10g、吴茱萸 10g、香附 10g、续断 9g。

功效 扶阳祛寒调经。

主治 经期延后，量少，色淡红，质清稀，无血块，小腹隐痛，喜热喜按，腰酸无力，小便清长，大便稀溏。舌淡，苔白，脉沉迟或细弱。

操作规程 将上药择净，置温热浴水中浸泡10~15分钟后足浴，冷后可再续热水足浴，每次10~15分钟，每晚1次，每次1剂，连续7~9天。

3）方药三

用药 人参12g、山药12g、甘草9g、熟地15g、当归9g、枸杞12g。若脾虚不运，食少便溏，去当归，加白术10g、扁豆10g、砂仁10g以增强健脾和胃之力。心悸少寐，加远志10g、五味子9g，以交通心肾，宁心安神。如血虚阴亏，兼有潮热、盗汗、心烦，加女贞子10g、旱莲草10g、何首乌9g、地骨皮10g，以养阴清虚热。

功效 补血调经。

操作规程 将上药择净，置温热浴水中浸泡10~15分钟后足浴，冷后可再续热水足浴，每次10~15分钟，每晚1次，每次1剂，连续7~9天。

4）方药四

用药 乌药12g、香附10g、木香10g、当归10g、甘草6g。量少有血块者，加川芎10g，以活血调经。胁痛甚者，加柴胡9g、郁金10g，以疏肝解郁。如气郁化火，除以上主症外，兼量多、色红，心烦，舌红苔薄，脉弦数者，加丹皮12g凉血清热。

功效 理气调经。

主治 经期延后，量少，色黯红或有小块，小腹作胀，或胸腹、两胁乳房胀痛。舌苔正常，脉弦。

操作规程 将上药择净，置温热浴水中浸泡10~15分钟后足浴，冷后可再续热水足浴，每次10~15分钟，每晚1次，每次1剂，连续7~9天。

(3) 月经先后无定期

1）方药一

用药 人参12g，熟地黄9g，山药12g，山茱萸9g，远志6g，炙甘草9g，五味子6g，菟丝子12g。

功效 补肾益气，养血调经。

主治 经行或先或后，量少，色淡，质稀，头晕耳鸣，腰酸腿软，小便频数，舌淡，苔薄，脉沉细。

操作规程 将上药择净，置温热浴水中浸泡10~15分钟后足浴，冷后可再续热水足浴，每次10~15分钟，每晚1次，每次1剂，连续7~9天。

2）方药二

用药 柴胡9g，当归12g，白芍9g，白术9g，茯苓9g，甘草6g，薄荷5g，煨姜6g。

功效 疏肝解郁，和血调经。

主治 经行或先或后，经量或多或少，色黯红，有血块，或经行不畅，胸胁、乳房、少腹胀痛，精神郁闷，时欲太息，嗳气食少，舌质正常，苔薄，脉弦。

操作规程 将上药择净，置温热浴水中浸泡10～15分钟后足浴，冷后可再续热水足浴，每次10～15分钟，每晚1次，每次1剂，连续7～9天。

(4) 痛经

1) 将小茴香200g煎水去渣后置按摩足浴盆浸泡双足30分钟，每日1次。

2) 取白芥子12g，研为细末，加面粉适量，用米醋调成稀糊状，外敷涌泉、关元、气海等穴，包扎固定，每日换药1次，还可配合外敷。

3) 取益母草、香附、乳香、没药、夏枯草各20g，水煎2000ml足浴，每次15～20分钟，每日1次，连泡3～5天。

4) 取蒲黄、五灵脂、香附、延胡索、当归各20g，赤芍15g，没药、桃仁各10g，加水2500ml，煮沸15分钟，先以药液蒸气熏蒸双脚，待温度适宜后将双脚浸泡于药液中，每次浸泡20分钟，早晚各1次，每剂药可用2天。于经前3日开始用药，连用3～5剂，连用3个周期。该法治少女痛经效优。

每次泡脚要坚持30分钟以上，泡脚之前可先用热气熏蒸一会儿脚部，等水温适合时开始泡脚。泡洗过程中可加热水，最好是能泡至全身微微出汗。同时用手擦揉脚趾，尤其是大脚趾，并不时活动双脚，让足底接受药渣轻微的物理刺激，煎煮过的中药可反复利用几次。

29.3 调护

1) 注意询问患者月经周期、经期的时间，观察出血的量、色、质，了解经期的伴随症状，以掌握辨证依据。

2) 加强精神护理，多做解释工作，消除思想顾虑，保持心情舒畅，使患者配合治疗。

3) 注意劳逸结合，经期注意休息，不可过于劳累，以免耗伤气血，加重病情。

4) 注意生活起居，寒温适宜。平素阳盛之体，衣被不宜过暖；平素阳虚之体，不可复感寒邪，防止外邪入侵，伤及脏腑、气血。

5) 保持外阴清洁，每日用温开水清洗外阴，勤换月经垫及内裤。

6) 节制房事，采取适当的避孕措施，以免房劳、多次堕胎流产损伤冲任肝肾。

7) 平时加强体育锻炼，增强体质。

8) 加强营养，多食鱼、肉、蛋、奶类食品，多食新鲜蔬菜。

9) 其他：①气虚者可服参芪白莲粥。人参6g，黄芪30g，大枣15枚，白莲米60g，粳米60g。先将人参、黄芪加水1000ml，文火煮取200ml去渣，大枣去核,与莲米、粳米共煮成粥。本方具有益气摄血之功。②血热者可以青蒿6g,丹皮6g,茶叶3g,冰糖15g泡茶饮,有清热凉血调经作用。③阴虚血热型用甲鱼1只,瘦猪肉100g,生地30g共同放入砂锅内炖烂服食,具有养阴清热调经作用。

29.4 其他疗法

(1) 刺灸法

1) 月经先期

治则 清热调经。

取穴 关元、血海。

操作规程 毫针刺,实证用泻法,虚证用补法,气虚者针后加灸或用温针灸,逐日1次,每次留针30分钟,10次为1疗程。

2) 月经后期

治则 温经散寒,和血调经。

取穴 气海、三阴交。

操作规程 毫针刺,寒证、虚证用针加灸,气滞用平补平泻法。逐日1次,每次留针30分钟,10次为1疗程。

3) 月经先后无定期

治则 调补肝肾。

取穴 关元、三阴交、肝俞。

操作规程 毫针刺,虚证用补法,气郁用平补平泻法。逐日1次,每次留针30分钟,10为1疗程。

(2) 耳针法

取穴 内生殖器、内排泄、肾肝脾。

操作规程 毫针刺,每次取2~4穴,捻转法中等刺激,逐日1次,每次留针15~20分钟。也可皮内针埋藏或王不留行籽贴压,每3~5日调换1次。

(3) 皮肤针法

取穴 取脊柱两侧下腹部带脉区,小腿内侧,关元及阳性反应点。

操作规程 中等刺激强度叩击,逐日1次,7日为1疗程,每1个疗程隔断3~5日,经期停息。

(4) 穴位注射法

取穴 脾俞、肾俞、三阴交、血海、肝俞、足三里、关元。

操作规程 用5%当归液或10%丹参液,每穴注射0.5ml。每次2~3穴,逐日或隔日1次,10次为1疗程。

30　子宫脱垂

30.1　子宫脱垂概述

30.1.1　概念

子宫从正常位置沿阴道下降，子宫颈外口达坐骨棘水平以下，甚至子宫全部脱出于阴道口外，称为子宫脱垂。常伴有阴道前、后壁膨出。本病主要病因是盆底支持组织的损伤、薄弱。多见于已婚多产者，也可见于营养不良、腹压增加的人。

30.1.2　病因病机

(1) 中医病因病机

多因素体气虚，加之产后损耗，或产后过早操劳，攀高，或房劳过甚，或生育过多，耗损肾气，以致脾肾气虚，中气下陷，进而引起胞脉松弛不固所致。

(2) 西医病因病机

西医学认为分娩时盆底肌、筋膜以及子宫韧带均过度伸展，甚至出现撕裂，产后上述组织尚未复位时，过早的体力劳动，腹压增高时将尚未复位的子宫推向阴道而致病。另外，平素的长时间腹压增高及盆底组织发育不良均可导致本病。

30.1.3　临床表现

在过劳、剧咳、排便用力太过等情况下，往往引起发作。根据症状轻重不同，一般分为Ⅰ、Ⅱ、Ⅲ度子宫脱垂。

30.1.4　临床诊断

1）病史：患者多有难产史或产褥早期体力劳动史，可见阴道内脱出肿物，阴道分泌物增加，大、小便困难，腰背痛，下腹坠胀等症状。

2）检查：嘱患者在用力和不用力的情况下做双合诊，有利于了解子宫脱垂的分度和有无阴道前、后壁膨出。

30.2 足疗技术在子宫脱垂中的应用

技术一

用药 党参30g,黄芪30g,升麻9g,柴胡、枳壳各15g。

功效 补脾益气,升阳举陷。

操作规程 将以上药物同入锅中,加水浸泡30分钟,加水至2000ml,煎煮30分钟后,去渣取汁,头煎内服,日服2次,二煎泡足,先熏蒸后泡足30分钟,每晚1次,10天为1个疗程。

技术二

用药 五倍子9g,益母草50g,枳壳15g。

功效 补肾温阳,理气收敛。

操作规程 将以上药物同入锅中,加水浸泡30分钟,加水至2000ml,煎煮30分钟后,去渣取汁,趁热熏蒸会阴部,再倒入泡足器中,泡足30分钟,每晚1次,10天为1个疗程。

技术三

取穴 选足部反射区中的腹腔神经丛、肾、输尿管、膀胱、肾上腺及子宫。

功效 温补脾肾,升阳举陷。

药物制备及操作规程

1)蓖麻仁适量,捣烂,敷于百会穴处,每次30分钟,2天换药1次,连用6昼夜为1疗程。

2)蓖麻仁30g,胡椒3g。上药共为细末,米醋浸湿,炒热,布包,敷于脐部,1周后除去。

3)五倍子12g,硫黄、乌贼骨各30g。共研细末,填脐,上敷毛巾,以熨斗热熨。每日2~3次,每次30分钟。

4)扁竹根60g,捣绒,炒热,包熨患处。

技术四

取穴 肾、子宫、生殖腺(卵巢)、阴道等足部反射区及涌泉穴。

功效 局部刺激,理气升阳。

操作规程 用中重度手法依次推压子宫、阴道反射区各100次,用中度手法揉压肾、生殖腺(卵巢)反射区100次,用重度手法推揉涌泉穴100次。按摩时，速度要均匀，力度要适中，以局部有酸麻胀痛感为度。每日按摩 1 次，10 次为 1 个疗程。

技术五

取穴 足三里、三阴交。

操作规程 取上述二穴，局部常规消毒后，快速直刺进针，施平补平泻手法，得气后，留针 30 分钟。留针期间，并将艾条一端点燃，在距皮肤 3cm 左右的地方熏烤，使局部有温热而无灼痛感，经 30 分钟艾条烧尽，将针取出。每日 1 次，10 次为 1 个疗程。

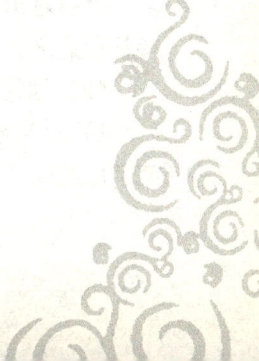

31 产后缺乳

31.1 产后缺乳概述

31.1.1 概念

产妇在哺乳时乳汁较少或全无,不足够甚至不能喂养婴儿者,称为产后缺乳。本病不仅出现在新产之后,在整个哺乳期内均可出现。

此病多发生在产后的2天至半个月内。产后缺乳的程度和情况则各不相同:有的产妇开始哺乳时缺乏,以后稍多但仍不充足;有的产妇全无乳汁,完全不能喂乳;有的产妇正常哺乳,突然高热或七情过极后,乳汁骤少,不足于喂养婴儿。

临床症状多见有产后乳房松软,不胀不痛,挤压乳房时乳汁点滴难出、乳汁稀少;或者乳房虽丰满乳腺成块,但挤压时乳房疼痛乳汁难出。

31.1.2 病因病机

(1) 中医病因病机

产妇的乳汁是否充足与脾胃血气强健有密切关系。乳汁由气血化生,赖肝气疏泄与调节,故缺乳多因气血虚弱、肝郁气滞所致,亦有因痰浊阻滞导致乳汁不行者。

气血虚弱证者居多,多由脾胃素弱或气血亏虚,产后复伤气血,气血亏虚,乳汁化生乏源所致。再者,肝郁气滞证,则因产后抑郁,肝失条达,气机不畅,乳脉不通,运行不畅。若素体肥胖或产后膏粱厚味,脾失健运,聚湿成痰,阻滞乳脉乳络,则属痰浊阻滞证。

临床所见产后缺乳患者,应该首先依据乳汁和乳房的情况等等辨虚实。虚者,挤压乳汁点滴而出,质稀,量少,乳房松软不胀,或乳腺细小;实者,挤压乳汁疼痛难出,质稠,量少,乳房胀满而痛。因此,治疗缺乳以通乳为原则,虚者补而通之,实者疏而通之。

(2) 西医病因病机

1) 过早添加配方奶或其他食品:这是造成奶水不足的主要原因之一。由于宝宝已经吃了其他食物,并不感觉饥饿,便自动减少吸奶的时间,如此一来,乳汁便会自动调节减少产量。

2）喂食时间过短：有些妈妈限制哺喂的次数，或者每次喂食时间过短等，都会造成母奶产量的减少。事实上，哺喂母奶不必有固定的时间表，宝宝饿了就可以吃；每次哺喂的时间也应由宝宝自己来决定。有时候宝宝的嘴离开妈妈的乳头，可能只是想休息一下、喘一口气或是因为好奇心想要观察周围的环境等。

3）婴儿快速生长期：大约 2~3 周、6 周以及 3 个月左右，是婴儿较为快速的生长阶段，此时，宝宝会频频要求吸奶，这可说是宝宝本能的在增加妈妈的奶水产量，若在此时添加其他食物，反而会妨碍奶水的增加。

4）授乳妇营养不良：妈妈平日应该多注意营养，不宜过度减轻体重，以免影响乳汁的分泌；最好多食用富含蛋白质的食物，进食适量的液体，并注意营养是否均衡。

5）人工挤乳器损坏或不会使用：有时妈妈已经恢复上班，便用挤乳器挤出母乳喂食宝宝，没想到却越挤越少；此时请先检查人工挤乳器是否损坏，不过由于大多数人工挤乳器，并不像宝宝的嘴那般具有增加母乳产量的能力，因此在挤的时候千万保持耐心慢慢来。

6）药物影响：妈妈若吃含雌性激素的避孕药，或因疾病正接受某些药物治疗，有时会影响泌乳量，此时应避免使用这些药物，在就诊时，应让医师知道你正在喂母乳。

7）母亲睡眠不足、压力过大：为人母的工作是十分耗费精神以及体力的，建议妈妈们应放松心情，多找时间休息，就可以解决暂时奶水不足的现象。

31.1.3 临床表现

产后在哺乳期中，乳汁甚少，不足以喂养婴儿，或全无乳汁。亦有部分患者原本泌乳正常，情志过度刺激后突然缺乳者。

31.1.4 临床诊断

1）病史：注意询问产时有无失血过多史，或产后情志不遂，素体肥胖，并了解患者平素体质情况及有无贫血等慢性病史。

2）临床症状：乳汁甚少或全无，或原有乳汁，情志刺激后突然缺乳。

3）检查所见：主要检查乳房及乳汁。乳房柔软或胀硬，乳汁清稀或浓稠，乳腺发育正常或欠佳。此外，应注意有无乳头凹陷和乳头皲裂造成的乳汁壅塞不通，哺乳困难。

31.2 足疗技术在产后缺乳中的应用

技术一

用药 三棱 30g，漏芦 30g，当归 15g，青皮 20g。

功效 疏肝理气，通络下乳。

主治 肝郁气滞型。症见产后乳汁分泌少，甚或全无，胸胁胀闷，情志抑郁不乐，或有微热，食欲不振，舌质淡红，苔薄黄，脉弦细。

操作规程 将以上药物同入锅中，加水浸泡 30 分钟，加水至 2000ml，煎煮 30 分钟后，去渣取汁，倒入泡足器中，先熏蒸后泡足 30 分钟，每晚 1 次，10 天为 1 个疗程。

技术二

用药 金针菜 100g，通草 20g，王不留行 20g，桔梗 15g，当归 15g。

功效 益气养血，通经下乳。

主治 气血亏虚型。乳汁量少甚或全无，乳汁清稀，乳房柔软，无胀感，面色少华，头晕目眩，神疲食少，舌淡少苔，脉虚细。

操作规程 将以上药物同入锅中，加水浸泡 30 分钟，加水至 2000ml，煎煮 30 分钟后，去渣取汁，倒入泡足器中，先熏蒸后泡足 30 分钟，每晚 1 次，10 天为 1 个疗程。

技术三

用药 当归 20g，王不留行 15g，青皮 20g，天花粉 15g，桔梗 15g，路路通 30g。

功效 行气活血，舒经通乳。

主治 气滞血瘀型。产后乳汁分泌少，甚或全无，胸胁胀闷，或有微热，食欲不振，偶头晕头痛，舌质暗红，苔薄黄，脉弦。

操作规程 将以上药物同入锅中，加水浸泡 30 分钟，加水至 2000ml，煎煮 30 分钟后，去渣取汁，倒入泡足器中，先熏蒸后泡足 30 分钟，每晚 1 次，10 天为 1 个疗程。

技术四

取穴 腹腔神经丛、肾、输尿管、膀胱、肾上腺、甲状腺、脑垂体、胸部及乳房、胸部淋巴结、上身淋巴结等足部反射区。

主治 各种证型的产后缺乳。

操作规程 以胸部及乳房这一足底反射区为例,可以用双拇指推掌法(图31.1),也可以双手拇指压住反射区由足趾向足跟方向推摩3次。

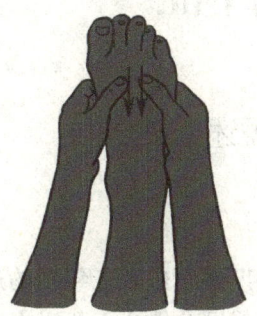

图 31.1

技术五

取穴 乳房(双脚背相当于第2、3、4跖骨背侧)。

操作规程 大葱30g,加水300ml,煎汤洗乳房反射区,并用木梳梳千遍。

32 更年期综合征

32.1 更年期综合征概述

32.1.1 概念

更年期是指妇女从性成熟期逐渐进入老年期的过渡时期,包括绝经前期、绝经期及绝经后期。绝经是指月经完全停止1年以上。目前生理性绝经年龄有延后倾向,我国城市妇女的平均绝经年龄为49.5岁,农村妇女为47.5岁。更年期妇女约1/3能通过神经内分泌的自我调节达到新的平衡而无自觉症状,2/3妇女则可出现一系列性激素减少所致的症状,称为更年期综合征。

除自然绝经外,两侧卵巢经手术切除或受放射性毁坏,可导致人工绝经。继之也可发生更年期综合征。

32.1.2 病因病机

(1) 中医病因病机

《素问·上古天真论》中有着对女性生长衰老自然规律的经典描述:"女子七岁,肾气盛,齿更发长;二七而天癸至,任脉通,太冲脉盛,月事以时下,故有子;三七,肾气平均,故真牙生而长极;四七,筋骨坚,发长极,身体盛壮;五七,阳明脉衰,面始焦,发始堕;六七,三阳脉衰于上,面皆焦,发始白;七七,任脉虚,太冲脉衰少,天癸竭,地道不通,故形坏而无子也。"多数女性可以顺利度过由生育期向老年期过渡的一段时期,也就是更年期,但部分妇女由于体质因素、肾虚天癸竭、精神因素等,难以适应这一过渡阶段,使阴阳失去平衡,脏腑气血不相协调,而在绝经前后出现了诸多的证候。

临床所见更年期综合征者,其阴阳失调以肾阴阳失调为主,常涉及其他脏腑,其中尤以心、肝、脾为主。若肾阴不足,不能上济心火,则心火偏亢;乙癸同源,肾阴不足,精亏不能化血,导致肝肾阴虚,肝失润养,肝阳上亢;肾与脾先后天互相充养,脾阳赖肾阳以温煦,肾虚阳衰,火不暖土,又导致脾肾阳虚,而易出现水湿、痰浊、瘀血、气郁等兼证。

(2) 西医病因病机

绝经期综合征的发病主要与心情所伤、体质性格及心身发展三方面有关:

1) 心情所伤：人们在社会、工作和生活方面难免会发生各种各样的矛盾，引发喜、怒、忧、思、悲、恐、惊等情绪变化。心情过激导致气机的紊乱和五脏功能失常，是本病的病理基础。

2) 体质性格：本病除与情感反应过度有关外，尚与每个人的性格体质特点有关。在同一心理社会因素条件下，性格爽快、体质强健的人不易受影响，而性格脆弱、体质偏差的人就容易患此病。其根本原因在于人的性格体质特点的不同，其个体中的差异均在于性格体质的差异。因此，性格体质是本病的内在原因。

3) 心身发展：祖国医学将个体看作"形神一体"的动态发展过程，即心理和躯体随阴阳之气的推行平衡发展，一旦两者失调就可能致病。健康的心理除依赖于健康的躯体外，良好的社会环境和正常的心理诱导也是发展健康心理的必要条件。

32.1.3 临床表现

妇女绝经前后，随着月经紊乱或绝经，出现阵发性烘热汗出、五心烦热、烦躁易怒、情绪不稳、头晕耳鸣、心悸失眠、面浮肢肿、或皮肤蚁走样感等症状。或有产时失血过多，或产后情志不遂，素体肥胖。

32.1.4 临床诊断

(1) 西医诊断

1) 病史：45~55岁的妇女，出现月经紊乱或停闭；或40岁前卵巢功能早衰；或有手术切除双侧卵巢及其他因素损伤双侧卵巢功能病史。

2) 临床症状：月经紊乱或停闭，并发出现烘热汗出、潮热面红、烦躁易怒、头晕耳鸣、心悸失眠、腰背痛楚、面浮肢肿、皮肤蚁走样感、情志不宁等症状。

3) 检查：

妇科检查：子宫大小正常或偏小。绝经后外生殖器开始萎缩，阴道黏膜变薄，子宫、输卵管、卵巢及乳腺等组织也逐渐萎缩。

辅助检查：血清学指标 LH、FSH 增高，一般来说，绝经后 FSH 增高 20 倍，LH 增高 5~10 倍，FSH/LH > 1，E_2 水平降低。

(2) 中医诊断

1) 肾阴虚证：绝经前后，月经紊乱，月经提前量少或量多，或崩或漏，经色鲜红；头目晕眩，耳鸣，头部面颊阵发性烘热，汗出，五心烦热，腰膝酸疼，足跟疼痛，或皮肤干燥、瘙痒，口干便结，尿少色黄，舌红少苔，脉细数。

2）肾阳虚证：经断前后，经行量多，经色淡黯，或崩中漏下；精神萎靡，面色晦黯，腰背冷痛，小便清长，夜尿频数，或面浮肢肿；舌淡，或胖嫩边有齿印，苔薄白，脉沉细弱。

3）肾阴阳俱虚证：经断前后，月经紊乱，量少或多；乍寒乍热，烘热汗出，头晕耳鸣，健忘，腰背冷痛；舌淡，苔薄，脉沉弱。

32.2　足疗技术在更年期综合征中的应用

技术一

用药　合欢皮60g，旱莲草50g，女贞子40g，绿茶5g。
功效　滋补肝肾，平肝泻火。
主治　肝肾阴虚型。症见月经紊乱，头昏耳鸣，五心烦热，急躁口苦，不思饮食，舌红苔少，脉细数。
操作规程　将以上药物同入锅中，加水浸泡30分钟，加水至2000ml，煎煮30分钟后，去渣取汁，倒入泡足器中，先熏蒸后泡足30分钟，每晚1次，10天为1个疗程。

技术二

用药　菟丝子、杜仲、桑寄生各30g，五味子20g。
功效　温阳补肾，滋补脾肾。
主治　肾阳虚型。月经紊乱，头昏耳鸣，形寒肢冷，腰膝酸软，下肢浮肿，少气懒言，舌红苔白，脉弦细。
操作规程　将以上药物同入锅中，加水浸泡30分钟，加水至2000ml，煎煮30分钟后，去渣取汁，倒入泡足器中，先熏蒸后泡足30分钟，每晚1次，10天为1个疗程。

技术三

用药　补骨脂30g，怀山药20g，五味子15g，丹参30g。
功效　温补脾肾。
主治　脾肾阳虚。症见腰膝酸软，月经失调，浮肿腹胀，畏凉怕冷，大便溏泄，食欲不振，舌淡红苔白厚，脉细弱。
操作规程　将以上药物同入锅中，加水浸泡30分钟，加水至2000ml，煎煮30分钟后，去渣取汁，倒入泡足器中，先熏蒸后泡足30分钟，每晚1次，10天为1个疗程。

技术四

用药 枸杞叶 60g，菊花 20g，穿心莲 15g，苦丁茶 3g。

功效 滋补肝肾，平肝泻火。

主治 肝肾阴虚型。症见月经紊乱，头昏耳鸣，五心烦热，急躁口苦，不思饮食，舌红苔少，脉细数。

操作规程 将以上药物同入锅中，加水浸泡 30 分钟，加水至 2000ml，煎煮 30 分钟后，去渣取汁，倒入泡足器中，先熏蒸后泡足 30 分钟，每晚 1 次，10 天为 1 个疗程。

技术五

取穴 甲状腺→肝→肾→前列腺（子宫）→睾丸（卵巢）→肺→心→脑垂体→生殖腺→纵隔、胸部→上下身淋巴→下腹腔神经丛→腹股沟。

操作规程 甲状腺由上至下刮压，肝定点按压，肾由下至上定点按压，前列腺（子宫）、睾丸（卵巢）定点按压，肺分阶段由上至下刮压，心由轻到重定点按压，脑垂体、生殖腺定点按压，纵隔、胸部双手同时由上至下刮压，上下身淋巴定点按压，下腹腔神经丛、腹股沟由上至下刮压。（图 32.1）

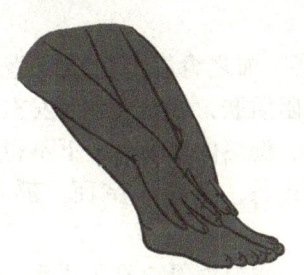
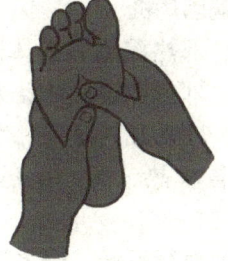

图 32.1

技术六

取穴 涌泉、太溪、足三里、三阴交、期门、太冲、行间、阳陵泉等穴位。

操作规程 按揉涌泉、太溪、足三里、三阴交、期门、太冲、行间、阳陵泉等以上穴位各 50 次，按摩力度以局部胀痛为宜。足部按摩通过调节内分泌系统功能，恢复自主神经系统的正常功能，从而达到补益肝肾的作用。

33 痤疮

33.1 痤疮概述

33.1.1 概念

粉刺是一种毛囊、皮脂腺的慢性炎症性皮肤病。因典型皮损能挤出白色半透明状粉汁，故称之粉刺。《医宗金鉴·外科心法要诀·肺风粉刺》云："此证由肺经血热而成，每发于面鼻，起碎疙瘩，形如黍屑，色赤肿痛，破出白粉刺，日久皆成白屑，形如黍米白屑，宜内服清肺饮，外敷颠倒散。"本病以皮肤散在性粉刺、丘疹、脓疱、结节及囊肿，伴皮脂溢出为临床特征，好发于颜面、胸、背部，多见于青春期男女，相当于西医的痤疮。

33.1.2 病因病机

(1) 中医病因病机

肺经风热，邪热熏蒸 素体阳热偏盛，加之青春期生机旺盛，营血日渐偏热，血热外壅，邪热熏蒸，外溢头面，蕴阻肌肤，气血失和而发本病。

饮食不节 嗜食肥甘厚味，生湿化热，湿热内结肠道，下不得疏通，逆而上冲颜面，或肺胃积热，循经上熏，血随热行，上壅于胸面，郁于肌表而发为本病。

素体血虚，血行不畅，兼之脾失健运，水湿内停，日久成痰，两邪相合，痰热郁滞肌肤而发。

总之，素体血热偏盛是发病的内因；饮食不节、外邪侵袭是致病的条件。若湿热夹痰，则会使病程缠绵，病情加重。病情日久不愈，气血郁滞，经脉失畅；或肺胃积热，久蕴不解，化湿生痰，痰瘀互结，致使粟疹日渐扩大，或局部出现结节，累累相连。

(2) 西医病因病机

痤疮是一种多因素的疾病，其发病主要与性激素水平、皮脂腺大量分泌、痤疮短棒菌苗增殖，毛囊皮脂腺导管的角化异常及炎症等因素相关。

33.1.3 临床表现

好发于颜面，亦可见于胸背上部及肩胛部等处，典型皮损为毛囊性丘疹，多数呈黑头粉刺，周围色红，用手挤压，有小米或米粒样白色脂栓排出，少数呈灰白色的小丘疹，以后色红，顶部发生小脓疱，破溃后痊愈，遗留暂时性色素沉着或有轻度凹陷的疤痕。有时形成结节、脓肿、囊肿等多种形态损害，愈后留下明显疤痕，皮肤粗糙不平，伴有油性皮脂溢出。

一般无自觉症状或稍有瘙痒，若炎症明显时，可引起疼痛或触痛。病程缠绵，往往此起彼伏，有的可迁延数年或十余年，一般到 30 岁左右可逐渐痊愈。

临床辨证分型：

肺经风热证：皮疹色红灼痛，或有小脓疱，伴颜面潮红，苔黄舌红，脉浮数等。

肠胃湿热证：皮疹色红肿痛，伴便秘溲赤，苔黄腻，脉滑数等。

脾失健运证：皮疹色红、有囊肿，反复发作，伴纳呆乏力，苔薄白，脉濡等。

33.1.4 临床诊断

根据青少年发病、皮损分布于颜面和胸背部、主要表现为白头、黑头粉刺、炎性丘疹、脓疱等多形性皮损等特点，临床易于诊断，通常无需做其他检查。有时需要与酒渣鼻、颜面播散性粟粒性狼疮、皮脂腺瘤等鉴别。

(1) 中医辨证分型

1) 肺热熏蒸：颜面或胸背部散在与毛囊一致的丘疹，色淡红，顶端呈黑色，皮肤油腻，口干鼻燥，烦热，喜冷饮，大便干，小便黄。舌红，苔薄黄，脉浮数。

2) 湿热蕴结：皮疹红肿疼痛，或有脓疱，伴心烦口臭，便秘尿黄，舌红苔黄腻，脉滑数。

3) 血瘀痰凝：皮疹暗红无光，刺痛，持续不退，伴神疲气短，食欲差，舌暗，体胖大，苔腻，脉细。

(2) 西医检查

组织病理：毛囊丘疹示毛囊周围有显著的淋巴细胞浸润以 CD_3 及 CD_4 为主，部分毛囊壁破裂，并在毛囊内形成脓疱，主要含有中性粒细胞。毛囊周围的浸润可发展成囊肿，其中除大量中性粒细胞外尚有单核细胞、浆细胞和异物巨细胞，在巨细胞附近常见角蛋白颗粒。在愈合过程中，炎症浸润为纤维化所取代。黑头粉刺内含角化细胞、皮脂和某些微生物。在一般切片中因固定作用而去除了脂质，只能看到角化细胞。粉刺之顶部黑色是由黑素所致。

33.2 足疗技术在痤疮中的应用

技术一

取穴

反射区：肾上腺、肾脏、输尿管、膀胱、脑垂体、前列腺（子宫）、生殖腺（睾丸或卵巢）、淋巴（上身、腹部）、甲状腺、肺和支气管、肝、胆、肾、心脏、胃、大肠。

经穴：足三里、三阴交、血海、内庭、支沟、丰隆、行间。（图33.1、图33.2、图33.3）

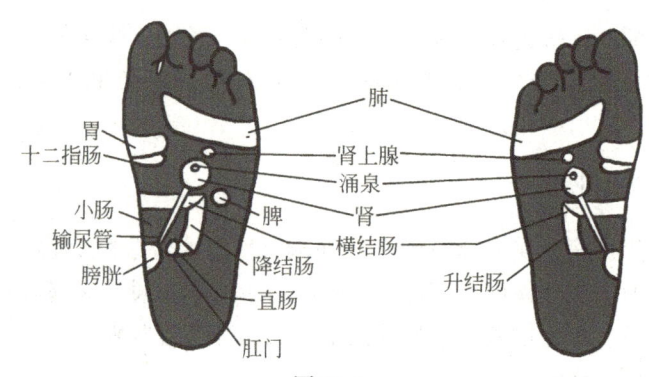

图 33.1

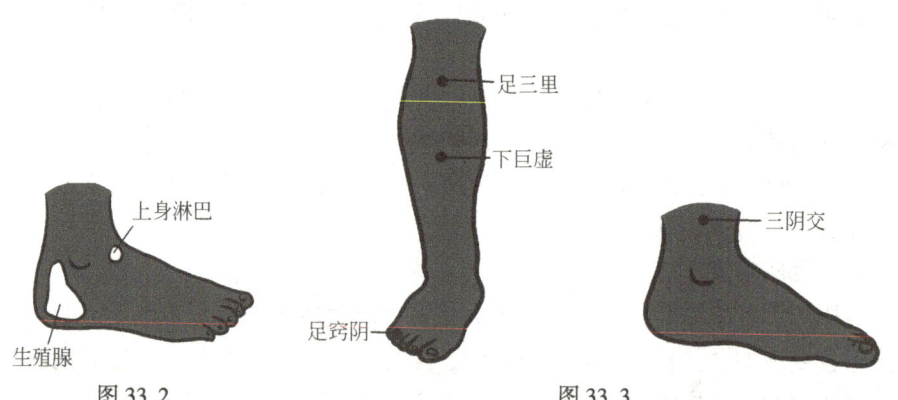

图 33.2　　　　　　　　图 33.3

操作规程

方法一：揉按两足肾上腺、肾脏、输尿管、膀胱反射区各5分钟，揉按肝脏、胆囊反射区各1~2分钟，每日1次。

方法二：推按两足肾上腺、肾脏、输尿管、膀胱反射区各3~5分钟，揉按脑垂体、前列腺（子宫）、生殖腺（睾丸或卵巢）、淋巴（上身、腹部）反射区各1~2分钟，每日1次。

方法三：用中度手法依次点按肾、膀胱、腹腔神经丛、肾上腺、脑垂体、甲状腺反射区各100次，用中度手法依次推按输尿管反射区各100次，用中重度手法依次按压肝、脾、大肠、生殖腺（睾丸或卵巢）、上身淋巴结、下身淋巴结反射区各50次，用重度手法依次按揉足三里、三阴交、血海、内庭、支沟、丰隆、行间穴各50次。按摩时，速度要均匀，力度要适中，以局部有酸麻胀痛感为宜。每日1次，10天为1个疗程。

方法四：按揉足三里、下巨虚、三阴交各穴位50~100次，力度以酸痛为宜；掐按足窍阴50次，力度稍轻；掌根擦揉涌泉穴50~100次，力度稍重，以有气感为佳；双指扣拳，在胃、十二指肠、小肠、大肠、肺、输尿管、生殖腺处各推压100次，力度轻缓，以酸胀为宜；单指扣拳，在肾、脾、膀胱、肛门、肾上腺、上身淋巴处各点揉50~100次。

注意事项

1）颜面长了粉刺后，保持面部清洁，使毛孔通畅，配合足疗按摩可取得较快的效果。可用弱碱性的香皂或洗面奶清洗，不用油性化妆护肤品。

2）饮食清淡，不食或少食辛辣、油腻、海鲜、酒类等食物；多食新鲜蔬菜和水果。

3）保持大便通畅。

4）禁止用手挤压皮疹，以免继发感染，或形成凹陷性瘢痕，影响美观。

5）保持良好的情绪，在医师指导下用药。

按语：按摩胃、脾、大肠等消化系统反射区可改善新陈代谢。按摩足底肝、胆、肾、膀胱等反射区也有利于废物的排泄。本技术适用于肺热、胃肠积热型痤疮。

技术二

取穴

反射区：肾、输尿管、膀胱、大脑、小脑及脑干、脑垂体、三叉神经、额窦、上颌、下颌、胸部淋巴结、上身淋巴结、下身淋巴结、甲状腺、肺、大肠、小肠、胃、肝、前列腺或子宫、生殖腺（睾丸或卵巢）。

经穴：足三里、三阴交、血海、内庭、支沟、丰隆、行间。

用药 桑叶、蒲公英、紫草各30g，红花9g。适用于肺热证。

药物制备 上药加清水 500ml，煎沸后，将药液倒入盆内待用。
操作规程 待温度至 35~40℃时，浸泡双足并用中度手法依次点压肾、膀胱、大脑、小脑及脑干、脑垂体反射区各 100 次，用中度手法依次推按输尿管、肺反射区各 50 次，用中重度手法依次按压额窦、三叉神经、甲状腺、上颌、下颌、胸部淋巴结、上身淋巴结、下身淋巴结、小肠、胃、肝、前列腺或子宫、生殖腺（睾丸或卵巢）反射区各 100 次。按摩时，速度要均匀，力度要适中，以局部有酸麻胀痛感为宜。同时，用药棉蘸药水擦洗患部，至微充血为度。每日 1 次，10 天为 1 个疗程。

注意事项

1）足浴水温不宜过高，浸泡时间以 30 分钟为宜。

2）按摩时，速度要均匀，力度要适中，以局部有酸麻胀痛感为宜，避免损伤皮肤。

技术三

取穴 肾、输尿管、膀胱、脑垂体、三叉神经、额窦、上颌、下颌、胸部淋巴结、上身淋巴结、下身淋巴结、甲状腺、肺、大肠、小肠、胃、肝、前列腺或子宫、生殖腺（睾丸或卵巢）。

用药 丹参 50g，白芷、金银花、大黄各 30g，野菊花、腊梅花、月季花各 20g。适用于肺热证。

药物制备 上药加清水 2000ml，浸泡 30 分钟，煎沸 15 分钟，将药液倒入盆内待用。

操作规程 趁热熏蒸面部，待温度适宜时（大约在 30°左右），将药液分别倒入足盆和面盆，浸泡双足 30 分钟，同时用毛巾蘸药液湿敷面部。每日 1 次，10 天为 1 个疗程。

技术四

用药 大黄、黄柏、黄连各 20g。

功效 清热凉血，解毒排脓。

主治 热毒壅盛型。

操作规程 将以上药物同入锅中，加水浸泡 30 分钟，加水至 2000ml，煎煮 30 分钟后，去渣取汁，倒入泡足器中，先熏蒸后泡足 30 分钟，每晚 1 次，10 天为 1 个疗程。

技术五

用药 紫花地丁、当归、白芷、丹参、半夏各 20g。

功效 益气活血，清热解毒，消痈散结。
主治 气虚血瘀型。
操作规程 将以上药物同入锅中，加水浸泡30分钟，加水至2000ml，煎煮30分钟后，去渣取汁，倒入泡足器中，先熏蒸后泡足30分钟，每晚1次，10天为1个疗程。

技术六

用药 皂角、透骨草各30g。
功效 解毒、排脓、敛疮。
主治 成脓期。
操作规程 将以上药物同入锅中，加水浸泡30分钟，加水至2000ml，煎煮30分钟后，去渣取汁，倒入泡足器中，先熏蒸后泡足30分钟，每晚1次，10天为1个疗程。

技术七

用药 生大黄30g，泽泻20g，知母、川芎各15g。
功效 清热泻火，润肠通便，排毒敛疮。
主治 肾火旺盛，伴大便秘结。
操作规程 将以上药物同入锅中，加水浸泡30分钟，加水至2000ml，煎煮30分钟后，去渣取汁，倒入泡足器中，先熏蒸后泡足30分钟，每晚1次，10天为1个疗程。

34 颈椎病

34.1 颈椎病概述

在日常工作生活中,颈椎是最灵活、活动频率最高的椎体,在承受各种负荷、劳损后,逐渐出现退行性变化。由于颈椎的不断退行与慢性劳损、陈旧外伤或炎症等造成的颈椎间盘退行性病变而造成颈椎间隙狭窄,纤维环外突,软骨与骨质唇样增生以及关节炎,黄韧带肥厚而压迫颈椎神经和动脉,或由于人体颈椎间盘逐渐发生退行性变,导致颈椎骨质增生,或颈椎正常生理曲线生退行性变,导致颈椎骨质增生,或颈椎正常生理曲线改变引起临床症状。

34.1.1 概念

颈椎病又称颈椎综合征,是指颈椎椎间盘、颈椎骨关节、软骨、韧带、肌肉、筋膜等所发生的退行性改变及其继发改变,致使脊髓、神经、血管等组织受损害(如压迫、刺激、失稳等)所产生的一系列临床症状症候群。(图34.1)

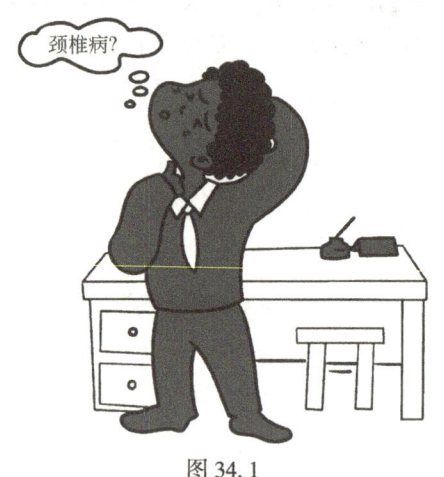

图 34.1

34.1.2 病因病机

(1) 中医病因病机

中医认为颈椎病属于痹证范畴,多因身体虚弱、肾虚精亏、气血不足,失于濡养；或气滞、痰浊、瘀血等病理产物积累，致经络瘀滞、风寒湿邪外袭，痹阻于太阳经脉，经隧不通、筋骨不利而发病。

六淫致病：年老体弱或营卫气血虚弱，体表不固，抵抗力低下，气候发生异常变化，超过了人体的适应能力时，六淫之邪侵犯人体。六淫致病多与风寒湿邪有关，可单独致病，亦可两三种邪气相兼致病。风为百病之长，风邪伤人，太阳经营卫气血失和而为病；寒性收引，寒凝气滞，肌肉痉挛，筋脉失养而萎。湿性重浊，其性黏腻，气血不通，诸痛项强。《内经》云："风寒湿三气杂至，合而为痹"。痹者，闭阻不通也，不通则痛。由于风、寒、湿三种邪气侵袭人体，流注经络，导致气血运行不畅，从而引起肢体关节疼痛、麻木、屈伸不利等。

外伤：外伤是指跌仆、闪挫等对筋、骨、皮、肉的损伤。外伤所致颈肩痛是指由于闪、挫所致的筋络、筋膜、肌肉等软组织受伤（包括急、慢性损伤）以及关节错位造成的症状，即所谓的"骨错缝、筋出槽"的症状。当人体受伤之后，气血运行不畅，而引起肩、背、肢体的疼痛。

劳损：长期伏案工作，睡眠姿势不当等导致颈肩部肌肉筋脉劳损，导致经脉受损，气血运行不畅，以及局部正气不足，易招风寒湿等外邪的侵袭，闭阻经脉、肌肉、关节，诱发颈、肩、肢体的疼痛、麻木等症状。

肝肾亏虚、气血不足：年老体弱、久病体虚等出现肝血不足、肾精亏损，经脉失于濡养，以至肢体筋脉弛缓，手足痿软无力，不能随意活动等而发病。肝阴不足，肝阳偏亢；风阳上扰，可以出现眩晕、耳鸣。肝肾亏虚，气血不足，机体卫外功能降低，又易于引起外邪内侵。

痰湿阻络：中医学中"痰"是机体感邪之后产生的一种病理产物，又是致病病因。痰湿内停可以阻塞经络，影响气血的运行。"不通则痛"，从而引起颈项、肢体的疼痛、麻木等表现。久病致血瘀，血瘀则多兼有痰湿，使得疾病缠绵难愈。

(2) 西医病因病机

颈椎病的原因有很多，概括起来主要是颈部慢性劳损（不会枕枕头、长时间低头）、老年生理蜕变、颈部急性损伤失治或误治、受寒及颈部手术、骨折、脱位后失养等引起，临床上根据颈椎病病理变化的不同，分为功能性颈椎病与器质性颈椎病两大类。

功能性颈椎病：多发于30岁以前（最小可见于12岁左右），以在校学生、办公室（电脑操作）人员、出租车司机等长期从事低头伏案类工作者居多。由于长期、持续的低头伏案姿势，造成颈后部肌肉、韧带劳损，张力下降，进而引起颈椎生理曲度的改变（变小，消失或反向成角），而影响椎动脉向脑部供血，出现椎-基底动脉供血不足。

器质性颈椎病：多发于40岁以后，多是在功能性颈椎病肌肉、韧带劳损的基础之上，逐渐出现颈椎间盘膨出或突出，颈椎骨质增生，颈部前、后纵韧带肥厚或骨化、钙化等，从而刺激、压迫或影响了与之相邻的血管（椎动脉及颈内动脉）、神经（脊神经及自主神经）、脊髓、食道、气管等，引发了一系列错综复杂（或较单纯）的病变。

34.1.3 临床表现

(1) 一般表现

症状 以颈部酸、痛、胀及不适感为主，颈部劳累后加重，休息可以缓解，患者常诉说头颈部不知放在何种位置为好，约半数以上病人颈部活动受限或强迫体位，个别病人上肢可有短暂的感觉异常；部分患者可有握力减弱及肌肉萎缩等。由于颈椎生理曲度变小、消失、反张（弓）或反向成角，从而导致椎-基底动脉向脑部供血不足，轻度可伴有头昏头沉，思睡；中度可伴有头晕、头痛、失眠、多梦、记忆力下降、注意力不集中、视物模糊不清及耳鸣等；重度可出现胸闷、心悸（心慌）、恶心、呕吐，甚至昏厥（短暂性）。

体征 早期多无明显体征，病程日久以后，病人颈椎曲度变直或消失，患节棘突可有压痛，但多较轻。

X线 初发多无明显阳性发现，约1/3的病人椎间隙显示松动（轻度梯形变）。

(2) 特殊表现

颈椎病根据病理改变又分为神经根型、椎动脉型、脊髓型、食道压迫型颈椎病。

1）神经根型颈椎病

疼痛为根性病变的主要症状，称为根性痛。重症病人活动头颈部可引起颈、肩、臂痛，或上肢放射性疼痛，常伴手指麻木感，晚间痛重；较轻者多感颈部或肩背部酸痛，上肢呈根性疼痛或指端有麻木感。肌力减退，颈部发板。

体征主要表现为颈部活动受限，颈椎压痛及挤压痛，腱反射改变，多数病人表现为颈肩部及上肢肌肉轻度肌力减退和肌萎缩，特殊检查臂丛神经牵拉试验多为阳性，尤以急性期及后根受压为主者。

X线检查因病因不同可出现椎节不稳、颈椎生理曲线变异、椎间孔狭窄、钩椎增生等各种异常现象中的一种或数种。

2）椎动脉型颈椎病

眩晕是椎动脉型颈椎病常见的症状，改变头颈部体位，如颈部作伸展或旋转动作时可出现眩晕症状，一般持续时间较短，数秒至数分钟即可消失，可伴有轻度失神及运动失调或恶心；头痛多为间歇性跳痛，从一侧后颈部向枕部及半侧头部放射，可伴有灼热感，少数患者呈现痛感过敏，触及患部头皮时疼痛难忍，甚至触碰头发时即感剧痛，轻者视物模糊不清或有复视症状，少数病人可出现视力减退或视野缺损；严重者当转动颈部可发生突然摔倒。椎动脉型颈椎病病人常合伴根性病变症状。

X线检查可发现钩椎增生、椎间孔狭小（斜位片）、椎节不稳及椎骨畸形等异常表观。

3）脊髓型颈椎病

临床多从下肢无力、双脚发紧（如缚绑脚感）、抬步沉重感等开始，渐而出现跛行、易跪倒或跌倒、足尖不能离地、步态拙笨及束胸感等椎体束征症状表现。检查时可发现反射亢进，踝、膝阵挛及肌肉萎缩等典型锥体束症状；腹壁反射及提睾反射大多减退或消失，手部持物易坠落，最后呈现为痉挛性瘫痪；肢体麻木，反射障碍，早期多为亢进或活跃，后期则减弱或消失；排便排尿功能障碍，多在后期出现，起初以尿急、排空不良、尿频及便秘为多见，渐而引起尿潴留或大小便失禁。

屈颈试验：此种病人最怕屈颈动作。如突然将头颈前屈，双下肢或四肢可有"触电"样感觉。

X线检查：椎管矢径小，绝对值多低于14mm，约半数在12mm以下；骨刺形成，某些病例可伴有后纵韧带钙化、先天性椎体融合及前纵韧带钙化等异常。

4）食道压迫型颈椎病

吞咽困难：早期主要为吞服硬质食物时有困难感及食后胸骨后的异常感（烧灼、刺痛等），渐而影响软饮食与流质饮食。

其他颈椎病症状：单纯此型者较少见，约80%病例有脊髓或脊神经根或椎动脉受压症状。

X线及食道钡餐：X线平片显示椎体前缘有骨刺形成，典型呈鸟嘴状。其好发部位以颈4~5最多，次为颈6~7及颈4~5椎节。钡餐检查可清晰地显示食道狭窄的部位与程度。

34.1.4 临床诊断

颈椎病的临床症状较为复杂。主要有颈背疼痛、上肢无力、手指发麻、下肢乏力、行走困难、头晕、恶心、呕吐，甚至视物模糊、心动过速及吞咽困难等。颈椎病的临床症状与病变部位、组织受累程度及个体差异有一定关系，根据临床表现和理化检查可诊断。

颈椎病的试验检查即物理检查，包括：前屈旋颈试验、椎间孔挤压试验（压顶试验）、臂丛牵拉试验、上肢后伸试验。

X线检查：正常40岁以上的男性，45岁以上的女性约有90%存在颈椎椎体的骨刺。

肌电图检查：颈椎病及颈椎间盘突出症的肌电图检查都可提示神经根长期受压而发生变性，从而失去对所支配肌肉的抑制作用。

CT检查：CT已用于诊断后纵韧带骨化、椎管狭窄、脊髓肿瘤等所致的椎管扩大或骨质破坏，测量骨质密度以估计骨质疏松的程度。此外，由于横断层图像可以清晰地见到硬膜鞘内外的软组织和蛛网膜下腔。故能正确地诊断椎间盘突出症、神经纤维瘤、脊髓或延髓的空洞症，对于颈椎病的诊断及鉴别诊断具有一定的价值。

34.2 足疗技术在颈椎病中的临床应用

技术一

(1) 方法一

取穴

经穴：申脉、昆仑等穴位。（图34.1）

反射区：三叉神经、大脑、小脑、颈项、斜方肌、内尾骨、骶骨、腰椎、胸椎、颈椎等反射区。（图34.2）

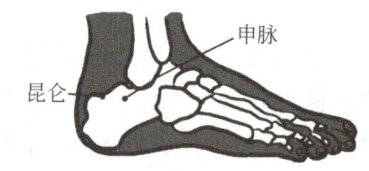

图 34.1

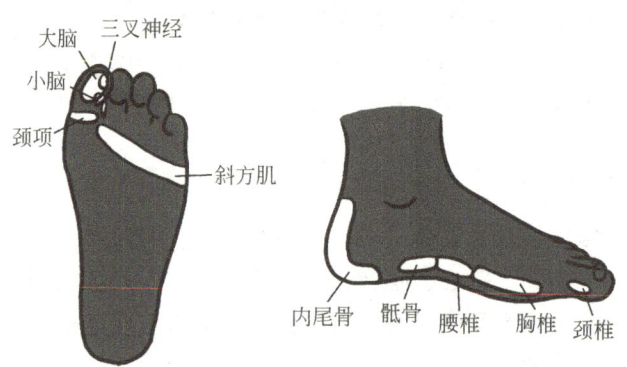

图 34.2

(2) 方法二

操作规程

1) 经穴按摩方法：在昆仑、申脉穴揉捏 50～100 次，力度以酸痛为宜。

2) 反射区按摩方法：用扣指法在颈椎、颈项、三叉神经、小脑处推压 50～100 次，力度稍重，以疼痛为佳；之后点按大脑反射区 30～50 次；在斜方肌、内尾骨、骶骨、腰椎、胸椎处推揉 30～50 次，力度稍轻。

取穴 足颈、颈椎、肩、斜方肌、头、膀胱、输尿管、肾脏、肾上腺反射区。

操作规程

1) 用食指单勾法按压足颈、颈椎、肩、斜方肌、头、膀胱、输尿管、肾脏、肾上腺反射区各 3～5 分钟，每日 1～2 次。

2) 搓揉足大拇趾、第四趾、第五趾各 5～10 分钟，搓脚心 5 分钟，每日 1 次。

3) 捻揉摇拔各个脚趾，特别是小趾跖趾关节部，每次 2 分钟左右，每日 1～2 次。

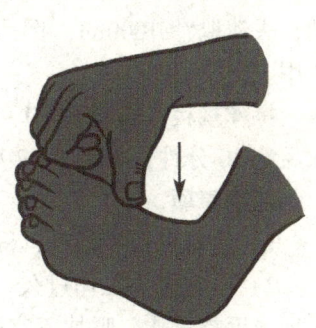

图 34.3

4) 转动左右足踝，每次 10～20 分钟，每日 1～2 次。

(3) 注意事项

1) 足部按摩刺激脚底部，因为按照足部反射区分布，有很多内脏反射区全在脚底，力度应较大，才能起到有效的刺激作用。而脚内侧、脚面是骨膜，所以要柔和地刺激，刺激力不能太大，否则容易伤着骨膜。

2) 操作时，要因人而异，手法灵活运用，用力要平衡，由轻到重逐渐加力。当达到一定深度，患者有明显"痛、胀、酸、麻"得气感后，即将手指慢慢抬起，一个动作即告完成。

3) 进行足部按摩时应保持室内清静、整洁、通风，按摩前用温水洗净足部，全身放松。按摩每个穴位和病理反射区前，应测定一下针刺样的反射痛点，以便有的放矢。按摩结束后 30 分钟内患者应饮一杯温开水，这样有助于气血运行。

技术二

取穴 脚底反射区

用药

足浴方一：当归 30g，川芎、红花、刘寄奴、路路通各 20g，桑枝、白芥子各 15g。活血化瘀，行气通络，除湿祛痰。

足浴方二：葛根、伸筋草各 50g，白芍、丹参、秦艽各 20g，桑枝、鸡血藤各15g。活血祛瘀，理气止痛，舒筋通络，消瘀散结。

足浴方三：生草乌、细辛各30g，洋金花20g，冰片25g。祛风散寒，通络止痛。

足浴方四：鸡血藤50g，川牛膝、葛根、赤芍各30g，地龙、全蝎各20g。活血化瘀，通经止痛。

药物制备 将药浴方药（药浴方三除冰片）加清水浸泡30分钟，煎煮30分钟，去渣取汁1000ml，倒入足浴盆中加3000ml开水（药浴方三加入冰片），待用。

操作规程 先熏蒸10~15分钟，待药液温度适宜时（约35~40℃），熏泡双足约30分钟，每天1~2次，15天为一个疗程。

注意事项

1）经常做颈项活动，锻炼颈部。

2）不宜低头工作过久，要避免不正常的体位，如躺在床上看电视等，避免头顶或手持重物。睡枕不宜过高、过低、过硬，并注意局部保暖。

3）反复落枕，即为颈椎病的先兆，故落枕的治疗与颈椎病的治疗大同小异。

技术三

取穴 足部颈椎反射区。

用药 当归、红花、防风、威灵仙、姜黄、羌活、透骨草、川乌各20g，冰片80g。活血化瘀，祛风散寒，通络止痛。

药物制备 将前8味药共研细末，冰片单包备用。

操作规程 每次取药粉4g，冰片2g，用米醋调为稀糊状，摊在两块8cm×8cm的布上，分别贴在两足部颈椎反射区，或压痛点或小结节反应点，用胶布固定，每日1次，10天为1个疗程。

注意事项

用药前用热水（以能耐受水温为宜）浸泡足部10分钟，再将反射区按摩数分钟后再贴药，效果更佳。每次贴敷时间1小时左右，如无脱落或影响日常生活、工作可适当延长。若在贴敷过程中出现足部不适如灼热、瘙痒、肿痛、破溃时应立即停止治疗，并积极处理。

按语

颈椎病是中老年人的常见病、多发病。临床表现以肩、臂、手的麻木或疼痛和/或头晕、耳鸣为主要症状。一般认为本病的发病是由于椎间隙变窄，椎体边缘骨质增生，椎间不稳定或项韧带钙化导致颈椎椎管或椎间孔变形、狭窄，以致直接刺激、压迫脊神经根、脊髓、椎动脉及交感神经等，从而引起一系列的临床症状。

医学研究证实，20岁左右颈椎的老化与退变就开始了，逐渐发生椎间盘变性、脱水、血肿及微血管的撕裂、骨刺，关节及韧带的退行性病变及椎管狭窄。伴随着人均寿命的延长，发病率自然逐年增加。有资料表明，50岁左右的人群中大约有25%的人患过或正患颈椎病，可见颈椎病是现代人的常见病和多发病。

中医学将颈椎病划入"痹证"范畴。认为人到中年以后，随着年龄的增长，肝肾之气逐渐衰退，精血亏虚，筋骨失去营养，骨质日渐疏松。日常生活中，颈椎部位活动频繁，反复劳损，风寒湿邪易乘虚而入，而引起各种不同症状。轻则常常感到头、颈、肩及臂麻木，重则可导致肢体酸软无力，甚至出现大小便失禁及瘫痪等。

颈椎病治疗较为麻烦，周期较长，中医自然疗法是一种较为理想的治疗方案。足部与全身脏腑经络关系密切，承担身体全部重量，故有人称足是人类的"第二心脏"。有人观察到足与整体的关系类似于胎儿平卧在足掌面。头部向着足跟，臀部朝着足趾，脏腑即分布在跖面中部。足底按摩能自我操作，方法简单，疗效可靠，为大多数颈椎病患者所接受。

平时可在医生指导下做颈部前后、左右伸曲及旋转运动，注意睡眠姿势，枕头不宜太高，避免颈部受凉和长期低头伏案工作，务使颈部过度疲劳。

35 肩周炎

35.1 肩周炎概述

35.1.1 概念

肩周炎,全称为肩关节周围炎,发病年龄大多 40 岁以上,女性发病率略高于男性,且多见于体力劳动者。是由于慢性劳损,外伤后缠绵不愈,风湿寒邪侵袭等引起的以肩部疼痛、活动受限为表现的一组临床综合征称肩关节周围炎,是临床上的常见病、多发病。因风寒湿邪侵袭引起而称"漏(露)肩风",因肩部活动受限形如冻结而称"冻结肩",因该病好发于 50 岁左右而称"五十肩",另外还有"肩凝风(症)"之称。

35.1.2 病因病机

(1) 中医病因病机

本病多在年老气血虚弱、肾精不足而产生退行性病变的基础上,加之长期慢性劳损,风寒湿邪侵袭,致使寒凝筋膜,经络阻滞,血不荣筋,痰浊瘀阻经络和关节,引起局部疼痛和功能障碍。初期为避免疼痛,不敢活动而产生保护性关节活动受限,从而使关节长期保持于某一位置,久则发生退行性病变,局部渗出、粘连、纤维化,产生冻结、僵化,使肩关节功能活动受限。另外,由于肱骨外科颈骨折或肩关节脱位,上肢固定时间长,而缺乏必要的、适宜的锻炼,致使损伤后的出血血肿机化、钙化、粘连,从而引起肩关节活动受限,诱发肩关节周围炎。

(2) 西医病因病机

常见发病因素有:

1) 本病大多发生在 40 岁以上中老年人,软组织退行病变,对各种外力的承受能力减弱是基本因素。

2) 长期过度活动,姿势不良等所产生的慢性致伤力是主要的激发因素。

3) 上肢外伤后肩部固定过久,肩周组织继发萎缩、粘连。

4) 肩部急性挫伤、牵拉伤后因治疗不当等。

5) 其他如颈椎病,心、肺、胆道疾病发生的肩部牵涉痛,因原发病长期不愈使肩部肌持续性痉挛、缺血而形成炎性病灶，转变为真正的肩周炎。

肩周炎按形成的原因分为原发性和继发性。肩关节是人体全身各关节中活动范围最大的关节。其关节囊较松弛，关节的稳定性大部分靠关节周围的肌肉、肌腱和韧带的力量来维持。由于肌腱本身的血液供应较差，而且随着年龄的增长而发生退行性改变，加之肩关节在生活中活动比较频繁，周围软组织经常受到来自各方面的摩擦挤压，故而易发生慢性劳损并逐渐形成原发性肩周炎。

35.1.3 临床表现

主要表现为肩关节周围疼痛，逐渐出现肩关节活动不利，手不能后背、上举梳头等动作，睡觉时疼痛加重。肩关节活动受限，尤以外展、外旋、后伸障碍显著，病情严重者不能刷牙、洗脸、梳头、脱衣、插衣兜等，甚至局部肌肉萎缩等。肩周炎的发病首先发生一侧肩部疼痛、酸痛或跳痛，夜间痛甚，初起因畏痛而不敢活动，久则产生粘连和挛缩，活动受限，尤以外展、上举、背伸时明显，甚者肩关节失去活动能力。

35.1.4 临床诊断

1）症状：本病主要表现为疼痛、功能障碍。初起自觉肩周疼痛，昼轻夜重，为避免或减轻疼痛，患者多取健侧卧位，逐渐发展至肩关节外展、外旋、高举受限，日常生活中梳头、洗脸、穿衣均感困难。

2）体格检查：可见肩前、肩后、三角肌止点处有压痛，而以肱二头肌腱压痛明显。肩关节被动外展时，肩部高耸，肩胛骨随之向上转动，说明肩关节已有粘连。重症患者肩臂肌肉萎缩，尤以三角肌萎缩最为明显。

3）本病部分患者可自愈，但时间长，功能恢复不全，需积极治疗，尚需与颈椎病鉴别。颈椎病表现以颈项疼痛为主，向肩臂放射；而肩关节周围炎以肩部疼痛为主症，有时可向上臂放射。颈椎病表现为颈部活动障碍，肩关节周围炎以肩关节外展、高举受限为特点。颈椎病X线摄片表现生理曲度变直、椎间孔变窄、唇状骨质增生，而肩关节周围炎X线摄片无异常。

35.2 足疗技术在肩周炎中的应用

技术一

取穴

经穴：昆仑、申脉、隐白、至阴等穴位。（图35.1）

反射区：肩、颈项、斜方肌、肩胛骨、上臂等反射区。（图35.2）

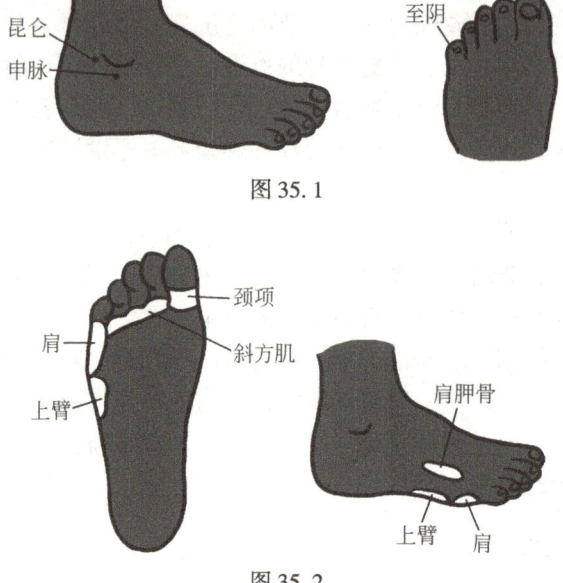

图 35.1

图 35.2

操作规程 ①在昆仑、申脉捏揉 30～50 次,力度以酸疼为宜;掐按隐白、至阴二穴各 30～50 次,力度稍轻。

②点按肩、上臂、斜方肌各 100 次,力度以酸胀为宜;按揉颈项 50～100 次,力度适中;再推压肩胛骨 50～100 次,力度以胀疼为宜。

技术二

用药

足浴方一:桂枝、大枣、羌活各 30g,生姜、甘草、白芍、桑枝各 20g。功效:祛寒止痛,舒筋活血。

足浴方二:黄芪 50g,当归 30g,桂枝、白芍、威灵仙、生姜各 20g,大枣 10 枚。功效:补卫气,通经络,散寒湿。主治肩周炎。

药物制备 将上药加清水适量,浸泡 20 分钟,煎 2 次,每次 30 分钟,合并药液与 1500ml 开水同入脚盆中待用。

操作规程 先熏蒸双足,待药液温度在 40℃左右时,泡洗双脚每次 30 分钟,每日 2 次,5 天为 1 疗程。

注意事项 治疗期间,避免提重物,注意肩部保暖,每天做肩部活动锻炼;局部可配合热敷,每天 1 次,每次 10 分钟,水温不宜过高,以免烫伤。

36 坐骨神经痛

36.1 坐骨神经痛概述

36.1.1 概念

坐骨神经痛是指坐骨神经病变，沿坐骨神经通路即：腰、臀部、大腿后、小腿后外侧和足外侧发生的疼痛症状群。可由多种病因引起，分原发性、继发性两种。多发于男性，青壮年居多，起病方式有急性、亚急性及慢性之分。原发性坐骨神经痛又称坐骨神经炎，其病程短，预后良好。继发性坐骨神经痛又称根性坐骨神经痛，为该神经通路的邻近组织病变引起，而某些盆腔病变、糖尿病性神经炎等引起的称干性坐骨神经痛。

36.1.2 病因病机

(1) 中医病因病机

与体质因素、气候条件、生活环境及饮食等有密切关系。正虚卫外不固是痹证发生的内在基础，感受外邪是痹证发生的外在条件。邪气痹阻经脉为其病机根本，病变多累及肢体筋骨、肌肉、关节，甚则影响脏腑。

风、寒、湿、热、痰、瘀等邪气滞留肢体筋脉、关节、肌肉，经脉闭阻，不通则痛，是痹证的基本病机。患者平素体虚，阳气不足，卫外不固，腠理空虚，易为风、寒、湿、热之邪乘虚侵袭，痹阻筋脉、肌肉、骨节，而致营卫行涩，经络不通，发生疼痛、肿胀、酸楚、麻木，或肢体活动不灵。外邪侵袭机体，又可因人的禀赋素质不同而有寒热转化。素体阳气偏盛，内有蓄热者，感受风寒湿邪，易从阳化热，而成为风湿热痹。阳气虚衰者，寒自内生，复感风寒湿邪，多从阴化寒，而成为风寒湿痹。

(2) 西医病因病机

按病因分为原发性和继发性坐骨神经痛，前者即坐骨神经炎，临床上少见，往往与体内感染源有关；继发性坐骨神经痛，最常见的病因是腰椎间盘脱出，还有椎管狭窄，肿瘤，结核，妊娠子宫压迫，蛛网膜炎等。因此，在诊断坐骨神经痛时，应进一步寻找病因。本病是常见病，好发于青壮年男性，体力劳动者发病率高，多单侧。起病通常急骤，但也有缓慢的。该病的治疗方法和预后取决于致病的病因及医治是否及时，如椎管内髓外良性肿瘤，能及时就诊，及早手术治疗，常可治愈。

36.1.3 临床表现

1）根性坐骨神经痛起病随病因不同而异。最常见的腰椎间盘突出，常在用力、弯腰或剧烈活动等诱因下，急性或亚急性起病，少数为慢性起病。疼痛常自腰部向一侧臀部、大腿后窝、小腿外侧及足部放射，呈烧灼样或刀割样疼痛，咳嗽及用力时疼痛可加剧，夜间更甚。病员为避免神经牵拉、受压，常取特殊的减痛姿势，如睡时卧向健侧，髋、膝关屈曲，站立时着力于健侧，日久造成脊柱侧弯，多弯向健侧，坐位时臀部向健侧倾斜，以减轻神经根的受压。患肢小腿外侧和足背常有麻木及感觉减退。

2）干性坐骨神经痛起病缓急也随病因不同而异。如受寒或外伤诱发者多急性起病。疼痛常从臀部向股后、小腿后外侧及足外侧放射。行走、活动及牵引坐骨神经时疼痛加重。脊椎侧弯多弯向患侧以减轻对坐骨神经干的牵拉。

36.1.4 临床诊断

(1) 西医诊断

1）根据上述疼痛的部位、性质和加重因素。
2）坐骨神经径路上有压痛、神经根牵拉征及神经受损体征。
3）引起坐骨神经痛的疾病之相应症状、体征及辅助检查所见。

(2) 中医诊断

1）临床表现为肢体关节、肌肉疼痛，屈伸不利，或疼痛游走不定，甚则关节剧痛、肿大、强硬、变形。
2）发病及病情的轻重常与劳累以及季节，气候的寒冷、潮湿等天气变化有关，某些病情的发生和加重可与饮食不当有关。
3）本病可发生于任何年龄，但不同年龄的发病与疾病的类型有一定的关系。

36.2 足疗技术在坐骨神经痛中的应用

技术

取穴 肾上腺、肝、脾、腰椎、尾骨、坐骨神经等足部反射区。

操作规程 按摩肾上腺、肝、脾反射区各2分钟，腰椎、尾骨、坐骨神经反射区各3分钟、下身淋巴结反射区1分钟。

注意事项

1）足疗法对本病有较好的疗效。原发性坐骨神经痛治疗效果更佳。继发性坐骨神经痛应查明病因，对症治疗可提高疗效。配合平衡针灸治疗效果更佳。

2）接受治疗者须持之以恒，切忌三天打鱼，两天晒网。治疗 30~40 次可治好。

3）注意保暖，避风寒。急性期要卧床休息，卧硬板床，配合患肢的按摩效更佳。治疗期间会出现症状加重的反应，这是即将出现疗效的表现。

4）适当进行体育锻炼，以增强体质。

37 急性腰扭伤

37.1 急性腰扭伤概述

37.1.1 概念

急性腰扭伤为腰部的常见病之一，是一种以腰部肌肉、韧带、筋膜为主的急性扭挫伤。本病的发生主要是由于在体力劳动或搬抬重物时用力过度，姿势不当，或动作不协调，以及跌倒或暴力直接打击腰部所致。

37.1.2 病因病机

（1）中医病因病机

举重抬舁，暴力扭转，坠堕跌打，或体位不正，用力不当，摒气闪挫，导致腰部经络气血运行不畅，气血阻滞不通，瘀血留着而发生疼痛。经脉以通为常，跌仆挫扭，影响腰部气血运行，以致气滞血瘀，壅滞经络，凝涩血脉，不通而痛。诚如《景岳全书·杂证谟·腰痛》说："跌仆伤而腰痛者，此伤在筋骨而血脉凝滞。"

（2）西医病因病机

1）腰扭伤：多因行走滑倒、跳跃、闪扭身躯、跑步而引起，多为肌肉、韧带遭受牵制所致，故损伤较轻。

2）腰挫裂伤：是较为严重的损伤，如高攀、提拉、扛抬重物的过程中用力过猛或姿势不正、配合不当，造成腰部的肌肉、筋膜、韧带、椎间小关节与关节囊的损伤和撕裂。

37.1.3 临床表现

自觉损伤时有响声或有突然断裂感，剧痛、咳嗽、喷嚏、深呼吸均可使疼痛加重，步履艰难，活动受限，休息后疼痛不能缓解，次日更重，无下肢放射痛及神经定位症状。

37.1.4 临床诊断

(1) 西医诊断

患者有搬抬重物史，有的患者主诉听到清脆的响声。伤后重者疼痛剧烈，当即不能活动；轻者尚能工作，但休息后或次日疼痛加重，甚至不能起床。检查时见患者腰部僵硬，腰前凸消失，可有脊柱侧弯及骶棘肌痉挛。在损伤部位可找到明显压痛点。

(2) 中医诊断

急性腰痛，病程较短明显的按压痛。本病常有居处潮湿阴冷，涉水冒雨、跌仆挫闪或劳损等相关病史。

31.2 足疗技术在急性腰扭伤中的应用

技术

取穴 肾上腺、肾、腰椎、腰痛点、髋关节等反射区。

操作规程 按摩肾上腺、肾反射区各2min，腰椎、腰痛点反射区各4min、髋关节反射区各3min。

注意事项

1）本法治疗急性腰扭伤有较好的疗效，轻者一次即可治愈，重者一次也可见效，数次治好。刺激反射区要有酸痛感（以能忍受为度），没有酸痛感将影响疗效。

2）治疗期间腰部肌肉要放松，利于损伤的恢复。

3）急性期不要在损伤的部位直接按摩，防止损伤。

38 慢性鼻炎

38.1 慢性鼻炎概述

38.1.1 概念

慢性鼻炎是一种常见的鼻腔黏膜及黏膜下层的慢性炎症。通常包括慢性单纯性鼻炎和慢性肥厚性鼻炎，后者多由前者发展而来。本病的发病原因很多，但主要是由急性鼻炎反复发作或治疗不彻底转化而来。长期吸入污染的空气，如水泥、烟草、煤炭、面粉等也是致病原因。

38.1.2 病因病机

(1) 中医病因病机

肺脾气虚，邪滞鼻窍：肺开窍于鼻，肺和则鼻窍通利。若肺气不足，卫阳不固，则易感受外邪，致清肃不力，邪滞鼻窍；或饥饱劳倦，损伤脾胃，致脾虚失运，清阳不升，浊阴下降，湿浊滞留鼻窍，发为鼻窒。

邪毒久留，气血瘀滞：正虚之人，屡受外邪侵袭，邪毒壅滞鼻窍，阻于脉络，气血凝滞，致壅塞加重，日久难愈。

(2) 西医病因病机

鼻炎的致病因素包括：全身因素、局部因素及职业与环境因素三个方面。

1) 全身因素：①慢性鼻炎常为一些全身性疾病的局部表现，如贫血、结核、糖尿病、风湿病等疾病，均可引起鼻黏膜长期淤血或反射性充血。②营养不良，如维生素A、C缺乏，可致鼻黏膜肥厚，腺体退化。③内分泌失调，如甲状腺功能低下可引起鼻黏膜水肿；青春期、月经期和妊娠期鼻黏膜即可发生充血、肿胀，少数可引起鼻黏膜肥厚。④烟酒嗜好或长期过度疲劳，可致鼻黏膜血管舒缩功能障碍。⑤免疫功能障碍，如自身免疫性疾病、艾滋病、脉管炎、囊性纤维化及器官移植或肿瘤患者长期使用免疫抑制剂等。

2) 局部因素：①急性鼻炎反复发作或治疗不彻底，鼻黏膜未恢复正常，而演变成慢性鼻炎。②鼻腔及鼻窦的慢性炎症，或临近感染灶的影响，如慢性扁桃体炎、腺样体肥大等，鼻黏膜长期受到脓性分泌物的刺激，促使发生慢性鼻炎。③鼻中隔偏曲、鼻腔狭窄、异物及肿瘤妨碍鼻腔通气引流，使病原体容易局部存留，以致反复发生炎症。④鼻腔用药不当或全身用药的影响，如长期滴用血管收缩剂引起鼻黏膜舒缩功能障碍，血管扩张，黏膜肿胀。

3）职业和环境因素：职业或生活环境中长期吸入各种粉尘，如煤、岩石、水泥、面粉、石灰等可损伤鼻黏膜纤毛功能。各种化学物质及刺激性气体（如二氧化硫、甲醛及乙醇等）均可引起慢性鼻炎。另外环境中温度和湿度的急剧变化也可导致本病。

38.1.3 临床表现

慢性单纯性鼻炎临床表现为鼻塞，时轻时重，或两侧鼻腔交替出现，侧卧时其下侧鼻窍较重，活动时鼻塞减轻，夜间、静坐或寒冷时鼻塞加重；肥厚性鼻炎临床表现为鼻塞较重，多呈持续性。鼻涕通常不多，呈黏液性或黏脓性，不易擤出。可出现耳鸣、听力减退等症状。病变重者，鼻塞可呈持续性，并伴有不同程度的嗅觉减退。

检查可见鼻黏膜肿胀，色淡红或呈暗红色，尤其以下鼻甲最明显，表面光滑，触之柔软，甚则鼻甲坚实不消，表面不平，呈结节状或桑椹状，鼻腔底部或下鼻道内有黏稠分泌物。

38.1.4 临床诊断

(1) 西医诊断

1）鼻塞呈间断性或交替性，重者可呈持续性。
2）分泌物增多，呈黏液性或黏脓性。
3）病程较长，疲劳、感寒后症状加重，易并发耳胀、耳闭。
4）鼻黏膜肿胀、暗红，重则坚实不消，凹凸不平，病变以下鼻甲为主。总鼻道、下鼻道或鼻腔底有分泌物潴留。

(2) 中医诊断

1）肺脾气虚，邪滞鼻窍：鼻塞时轻时重，或呈交替性，天冷益甚，时流黏浊白涕，或嗅觉减退，头昏沉重。或见大便时溏，体倦乏力，纳呆。检查见鼻黏膜肿胀，触之柔软。舌质淡，苔白，脉缓。

2）邪毒久留，气滞血瘀：鼻塞多无间歇，涕多黏白或黄稠，嗅觉减退，讲话鼻音重，鼻甲肿胀硬实，色暗滞，表面不平，呈桑椹状。或伴有耳闷、听力下降等。舌质暗，或有瘀点，脉涩。

38.2 足疗技术在慢性鼻炎中的应用

技术一

取穴

反射区：额窦、头部（大脑）、脑垂体、小脑及脑干、鼻、肺及支气管、腹腔神经丛、甲状腺、甲状旁腺等。（图 38.1、图 38.2、图 38.3）

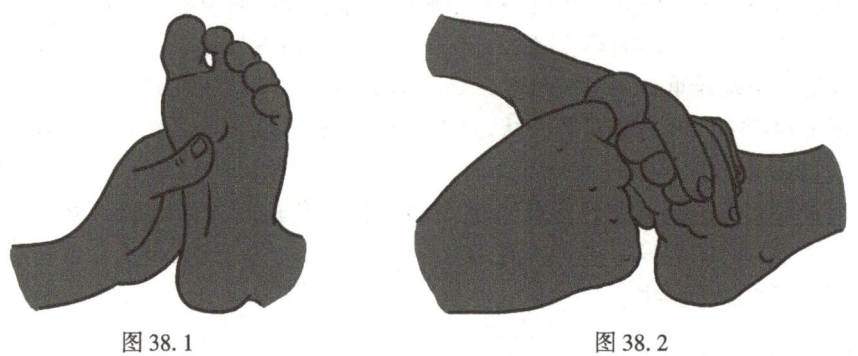

图 38.1　　　　　　　　　　图 38.2

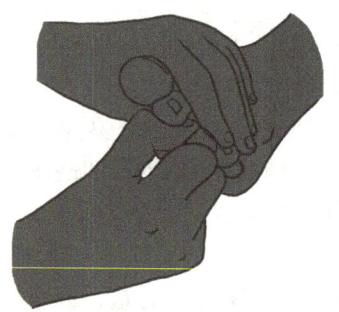

图 38.3

用药　苍耳子、辛夷、白芷、薄荷各 15g，细辛 5g。

操作规程

1）拇指指腹推压法推按肺反射区 100 次。

2）用拇指指尖或食指的第一指间关节突起部按压如下穴位：额窦、头部（大脑）、脑垂体、小脑及脑干、鼻、肺及支气管、腹腔神经丛、甲状腺、甲状旁腺等。在按摩上述穴位时着力点要小，但刺激较强，才能达到理想效果。

3）用手掌在上背来回摩擦按揉，以感觉到皮肤透热为度，每天做 1 次，10

次为一疗程，这种揉擦背部的按摩方法也能辅助治疗慢性鼻炎。

4）按摩结束后药浴。将上药加水适量，煎成药液，去渣取液，温洗双足。每日 1 次，每次 15 分钟。主要治疗慢性鼻炎。

技术二

取穴

经穴：内庭、太白等穴位。（图 38.4、图 38.5）

反射区：鼻、额窦、肺、头颈淋巴结、肾、输尿管、膀胱等反射区。

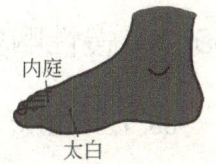

图 38.4

操作规程

1）按揉内庭、太白各 50 ~ 100 次，力度以胀痛为宜。

2）重点推按肺反射区 100 ~ 200 次，力度稍重，以酸疼为佳。

3）点按鼻、额窦、头颈淋巴结、甲状旁腺、肾、膀胱各反射区 50 ~ 100 次。

4）推压输尿管 50 ~ 100 次。

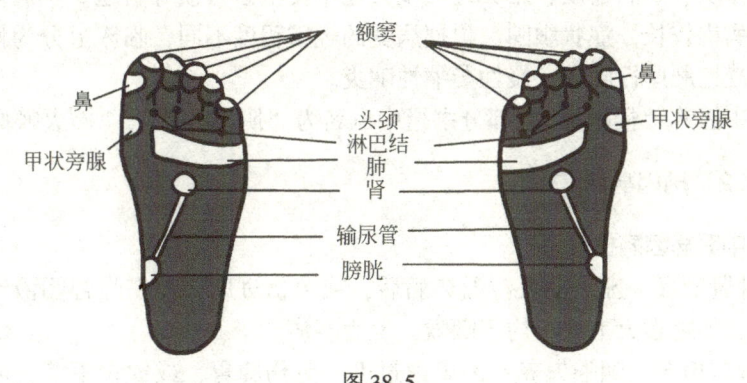

图 38.5

注意事项

1）戒烟酒，注意饮食卫生和环境卫生，避免粉尘长期刺激。

2）避免长期使用鼻腔血管收缩剂，如鼻眼净（萘甲唑啉）等，该类药物有可能造成"药物性鼻炎"。

3）积极治疗急性鼻炎，每遇感冒鼻塞加重，不可用力抠鼻，以免引起鼻腔或耳内感染。

4）应注意锻炼身体，参加适当的体育活动。

5）注意气候变化，及时增减衣服。

6）应尽量避免出入人群密集的场所，并注意戴口罩。

7）积极治疗邻近器官的疾病，如鼻渊、慢乳蛾、慢喉痹等。

39 慢性咽炎

39.1 慢性咽炎概述

39.1.1 概念

慢性咽喉炎是慢性感染所引起的弥漫性咽部黏膜、黏膜下及淋巴组织的慢性弥漫性炎症。常与上呼吸道慢性炎症同时存在,主要有咽部不适、有异物感、干燥发痒等临床表现,但很少有咽痛,患者习惯以咳嗽清除咽部异物感,清晨常会吐出黏稠痰块,容易引起恶心等。本病多因急性咽炎反复发作、鼻窦炎分泌物刺激、过敏体质、烟酒过度、用嗓过度或其他不良生活习惯等引起。本病多发生于成年人,病程较长,症状顽固。根据病变的轻重程度不同,临床上分为慢性单纯性咽炎、慢性肥厚性咽炎、慢性萎缩性咽炎。

本病中医称"慢喉痹",部分书籍中也名为"阴虚喉痹"、"虚火喉痹"等。

39.1.2 病因病机

(1) 中医病因病机

1) 肺肾阴虚,虚火上炎:温热病后,或劳伤过度,耗伤肺肾阴液,使咽喉失于滋养,加之虚火上炎,灼于咽喉,发为喉痹。

2) 脾胃虚弱,咽喉失养:因思虑过度,劳伤脾胃,或饮食不节,或久病伤脾,或药物伤中,致脾胃虚损,生化不足,津不上承,咽喉失养,则发为喉痹。

3) 脾肾阳虚,咽失温煦:因于房劳过度,或操劳过甚,或久病误治,或过用寒凉之品,以至脾肾阳虚,肾阳虚则虚阳浮越,上扰咽喉;或脾肾阳气亏损,失去温运固摄功能,寒邪凝闭,阳气无以上布于咽而为病。

4) 痰凝血瘀,结聚咽喉:饮食不节,损伤脾胃,运化失常,水湿停聚为痰,凝结咽喉;或喉痹反复发作,余邪滞留于咽,久则经脉瘀滞,咽喉气血壅滞而为病。

(2) 西医病因病机

1) 急性咽炎或扁桃体炎反复发作,或未经彻底治疗转为慢性。

2) 邻近器官慢性疾病造成鼻道阻塞而长期用口呼吸或炎性分泌物后流,经常刺激咽部。如鼻炎、鼻窦炎、龋齿、牙周炎及鼻咽部慢性炎症等。

3）环境及职业因素的影响，如讲话过多、烟酒、有害气体、粉尘的刺激及经常食辛辣食物。

4）各种慢性疾病，如贫血、消化吸收功能障碍、内分泌功能失调、心血管疾病、下呼吸道的慢性炎症、营养不良及免疫功能低下等均可诱发本病。

39.1.3 临床表现

1）主要症状为咽部不适感，可有咽干、咽痛、咽痒、灼热、异物感等。总感觉咽部有痰，引起刺激性咳嗽。萎缩性咽炎有时咳出带臭味的痂皮。

2）全身症状多不明显。

3）检查可见咽黏液血管弥漫性扩张充血，呈暗红色。慢性单纯性咽炎黏液充血肿胀，咽后壁可见散在的淋巴滤泡，表面常附有少量黏稠分泌物。慢性肥厚性咽炎的咽黏液下广泛结缔组织及淋巴组织增生，可见黏液及腭弓充血肥厚，悬雍垂肿大，两侧咽侧索呈条索状充血增厚。咽后壁淋巴滤泡显著增大，呈颗粒状或融合成片。萎缩性咽炎的咽黏膜萎缩变薄，干燥苍白，咽后壁常附有带臭味的痂皮。

39.1.4 临床诊断

(1) 西医诊断

1）病史：本病的病程一般较长，多有咽痛反复发作史。

2）临床表现：以局部症状为主，全身症状多不明显。咽部可出现异物感、干燥、灼热、发痒、微痛等多种不适症状。

3）检查：可见咽黏膜充血、肥厚，咽后壁淋巴滤泡增生，或咽黏膜干燥萎缩。慢性单纯性咽炎与慢性肥厚性咽炎的区别在于黏膜肥厚与淋巴滤泡增生的程度不同；干燥性咽炎与萎缩性咽炎则为同一疾病的不同阶段。

(2) 中医诊断

1）肺肾阴虚，虚火上炎：咽部干燥，灼热疼痛不适，午后较重，或咽部异物感，干咳痰少而稠，或痰中带血，午后潮热，盗汗颧红，手足心热，舌红少津，脉细数。

2）脾胃虚弱，咽喉失养：咽喉梗梗不利或痰黏着感，咽燥微痛，口干而不欲饮或喜热饮，易恶心作呕，或时有呃逆反酸，若受凉、疲倦、多言则症状加重。平素容易感冒，倦怠乏力，短气懒言，动则汗出，胃纳欠佳，或腹胀，大便不调，舌质淡红边有齿印，苔薄白，脉细弱。

3）脾肾阳虚，咽失温煦：咽部异物感，梗梗不利，痰涎稀白，面色苍白，形寒肢冷，腰膝冷痛，腹胀纳呆，下利清谷，舌质淡嫩，舌体胖，苔白，脉沉细弱。

4）痰凝血瘀，结聚咽喉：咽部异物感、痰粘着感、灼热感，或咽微痛，痰黏难咯，咽干不欲饮，易恶心呕吐，胸闷不适。舌质暗红，或有瘀斑瘀点，苔白或微黄，脉弦滑。

39.2　足疗技术在慢性咽炎中的应用

技术一

取穴
经穴：内庭、照海、太溪、涌泉、大敦等穴位。（图39.1）

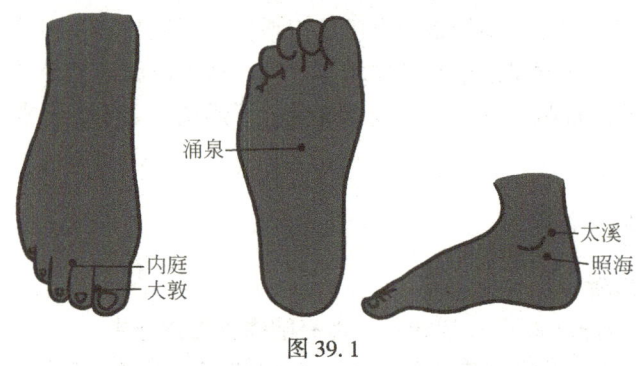

图 39.1

反射区：肺、支气管、脾、颈项、胃、上身淋巴、下身淋巴、咽喉、鼻等反射区。（图39.2）

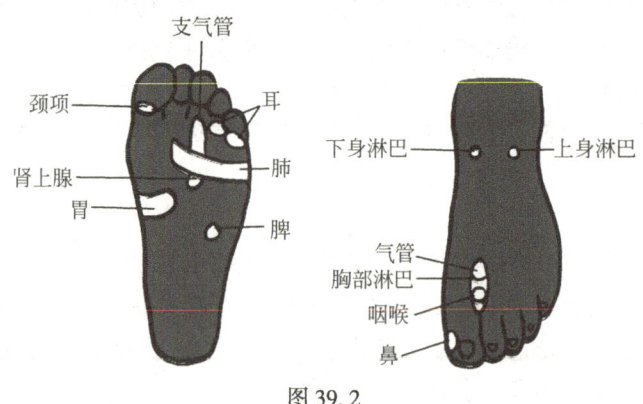

图 39.2

操作规程

经穴按摩手法：先单指扣拳，按揉内庭、照海、太溪、涌泉各 30~50 次，按摩力度以局部胀痛为宜；指掐大敦 10~30 次，用力尽可能大一些。

反射区按摩手法：先扣指推压肺、支气管、胃、鼻、颈项反射区各 50~100 次；其次捏指按揉脾、肾上腺、上淋巴、下淋巴反射区各 50 次；最后刮压胸淋巴反射区 30~50 次。

技术二

取穴　喉及气管、鼻、肺及支气管、脾、上身淋巴结、下身淋巴结、扁桃体、胸部等反射区。

用药　罗汉果 1 个，僵蚕 15g，厚朴、苏叶各 30g，生甘草 10g。

药物制备　将以上 5 味药放入锅内加水适量，煎煮 30 分钟，去渣取汁，与 3000ml 开水一起倒入泡足桶中。

操作规程　趁热先熏蒸，然后泡洗双足，同时依次揉按上述反射区各 2 分钟，力度中等以酸胀感为宜；每天熏泡 1~2 次，每次 20~30 分钟，每天 1 剂，10 天为 1 个疗程。

注意事项

减少烟酒和粉尘刺激；锻炼身体，增强体质，预防呼吸道感染；积极治疗咽部周围器官疾病；保持心情舒畅，宜吃清淡滋阴食物。

40 过敏性鼻炎

40.1 过敏性鼻炎概述

40.1.1 概念

过敏性鼻炎即变应性鼻炎,是以Ⅰ型变态反应为主的、有多种免疫活性细胞和细胞因子等参与的鼻黏膜非感染性炎性疾病,包括常年性变应性鼻炎和花粉症。其发生的必要条件有3个:①特异性抗原即引起机体免疫反应的物质。②特应性个体即所谓个体差异、过敏体质。③特异性抗原与特应型个体二者相遇。变应性鼻炎是一个全球性健康问题,可导致许多疾病和劳动力丧失。多见于30岁以下青壮年,小儿患者也不少,本病不分男女,无地域性。

中医称本病为"鼻鼽",又有"鼽嚏"、"鼽㖞"等不同的病名,以突然和反复发作的以鼻痒、打喷嚏、流清涕、鼻塞等为主要特征。

40.1.2 病因病机

(1) 中医病因病机

肺气虚寒,卫表不固:肺开窍于鼻,肺气虚弱,卫表不固,风寒外邪乘虚犯肺,营卫不调,寒饮停聚鼻窍,遂致喷嚏、流清涕、鼻塞等,发为鼻鼽。

脾气虚弱,化生不足:脾为后天之本,脾气虚弱,清阳不升,鼻窍失养,异气易从口鼻侵袭;脾失健运,水湿壅滞鼻窍,遂致喷嚏、流清涕、鼻塞等,发为鼻鼽。

肾阳不足,温煦失职:肾主水,肾阳为一身阳气之本,肾阳不足,肺失温煦,气不归元,命门火衰,寒水上犯,遂致喷嚏、流清涕、鼻塞等,发为鼻鼽。

肺经伏热,上犯鼻窍:肺气通于鼻,过食辛辣,邪热犯肺,郁热上犯鼻窍,肃降失职,亦可发为鼻鼽。

(2) 西医病因病机

变应性鼻炎是一种由基因与环境互相作用而诱发的多因素疾病。变应性鼻炎的危险因素可能存在于所有年龄段。

遗传因素:变应性鼻炎患者具有特应性体质,通常显示出家族聚集性,已有研究发现某些基因与变应性鼻炎相关联。

变应原暴露：是诱导特异性 IgE 抗体并与之发生反应的抗原。引起变应性鼻炎的抗原物质主要是吸入性物质，如：花粉、屋尘螨、真菌、室内尘土、动物皮屑、羽毛、化学物质等；其次为食入性变应原，如：牛奶、鱼虾、蛋类、水果、肉类等。吸入性变应原是变应性鼻炎的主要原因。

病理变化：表现为鼻黏膜毛细血管扩张、通透性增加和腺体分泌增加以及嗜酸粒细胞浸润等，黏液呈现苍白色。上述病理改变缓解期可恢复正常，反复发作，可引起黏膜上皮层增殖性改变，导致黏膜肥厚及息肉样变。如合并感染，可表现为黏脓涕或脓涕。

40.1.3 临床表现

变应性鼻炎的典型症状主要是阵发性喷嚏、清水样鼻涕、鼻塞和鼻痒。部分伴有嗅觉减退。

1）喷嚏：每天数次阵发性发作，每次多于 3 个，多在晨起或者夜晚或接触过敏源后立刻发作。

2）清涕：大量清水样鼻涕，有时可不自觉从鼻孔滴下。

3）鼻塞：间歇或持续，单侧或双侧，轻重程度不一。

4）鼻痒：大多数患者鼻内发痒，花粉症患者可伴眼痒、耳痒和咽痒。

5）全身症状可有恶寒肢冷、易感风寒、食欲不振、神疲倦怠、腰膝冷痛等。

6）检查：尖鼻黏液苍白、双下甲水肿，或充血色红；鼻甲肿大，反复发作者可有中鼻甲息肉样变或肥大；鼻道有大量水样鼻涕。

7）实验室检查：多数病人鼻分泌物涂片可见较多嗜酸性粒细胞、肥大细胞和杯状细胞，特异性 IgE 抗体阳性，变应原皮肤试验阳性。注意：变应原皮肤试验阳性检查前须停用抗过敏药一周以上。

40.1.4 临床诊断

(1) 西医诊断

1）病史：部分病人可提供过敏史及家族史。

2）临床症状：以鼻内瘙痒、喷嚏频频、大量清涕、鼻塞为主，呈阵发性，具有突然发作和反复发作的特点。或伴有其他局部和全身症状。

3）检查：以鼻黏膜色淡，鼻甲肿大为主；反复发作者可有中鼻甲息肉样变或肥大。间歇期以上特征不明显。

4）实验室检查：变应原皮肤试验阳性可以确诊。

5）根据症状持续时间分为间歇性变应性鼻炎和持续性变应性鼻炎。间歇性：症状<4 天/周，或<连续 4 周；持续性：症状≥4 天/周，且连续≥4 周。

6）根据患者症状严重程度，以及是否影响生活质量（包括睡眠、日常生活、工作和学习），将变应性鼻炎分为轻度、中、重度。轻度：症状较轻，对生活质量尚未产生影响；中、重度：症状明显或严重，对生活质量产生影响。

(2) 中医诊断

1）肺气虚寒，卫表不固：阵发性鼻塞、鼻痒、喷嚏频作、多清涕、嗅觉时好时差。畏风怕冷，遇风冷易发或早晚易发，平素易感冒，气短懒言，自汗面白，或咳喘无力，鼻黏膜肿大色淡。舌质淡，舌苔薄白，脉虚弱。

2）脾气虚弱，化生不足：阵发性鼻痒、喷嚏频发，鼻塞、流清涕、面色无华，消瘦纳呆，腹胀便溏，倦怠乏力，鼻甲水肿光滑，成年人多呈息肉样变，舌淡胖，边有齿痕，苔薄白，脉弱无力。

3）肾阳不足，温煦失职：鼻痒、喷嚏频频、清涕量多。腰膝酸软，形寒肢冷，面色苍白，神疲乏力，鼻甲肿大光滑，黏液淡白或紫暗，鼻道有水样分泌物，舌淡，苔白，脉沉细无力。

4）肺经伏热，上犯鼻窍：多在酷热暑天而发，鼻痒、喷嚏频作、流清涕、鼻塞。全身或见鼻干，鼻气焮热，口干烦热，便秘溲赤，鼻黏膜肿胀色红或暗红，舌质偏红，苔白或黄，脉数。

40.2 足疗技术在过敏性鼻炎中的应用

技术

取穴 肾上腺、鼻、额窦、脾脏、上身淋巴结、肾、输尿管、膀胱反射区。

操作规程

首先用手夹住脚拇趾，揉搓肾上腺、鼻、额窦、脾脏、上身淋巴结，其次顶按法刺激脾脏、肝脏、肾各反射区肾、输尿管、膀胱反射区，尤其是肾上腺、鼻反射区，需认真揉搓，刺激力度要强，以酸胀为宜。

41 痔疮

41.1 痔疮概述

引起痔疮的原因有长期便秘、腹泻、久站、久坐等。其主要症状为肛门附近有肉眼可视的肉疙瘩，大小、数量不等。按摩可促进患部的血液循环，消肿散结；同时增进胃肠蠕动，避免便秘的发生。对年老体弱者还有促进新陈代谢，增强机体的免疫功能。

41.1.1 概念

痔是直肠末端黏膜下和肛管皮下的静脉丛发生扩大、曲张所形成柔软的静脉团。引起痔疮的原因有长期便秘、腹泻、久站、久坐等。其主要症状为肛门附近有肉眼可视的肉疙瘩，大小、数量不等。痔多见于成年人，由于痔的发生部位不同可分为内痔、外痔和混合痔。

内痔：在肛门齿状线以上，黏膜下的痔上静脉丛发生扩大和曲张，所形成柔软的静脉团，称为内痔。是肛门直肠病中常见的疾病，多发于截石位的3，7，11点处，又称为母痔区，其余部位发生的痔，均称为子痔。痔脱出后未能及时复位，痔核充血肿胀甚至坏死，疼痛剧烈者称为嵌顿性内痔，又称绞窄性内痔。

外痔：位于齿线以下，由痔外静脉丛曲张和肛缘皱襞皮肤发炎、肥大、结缔组织增生或血栓淤滞而形成。外痔表面盖以皮肤，以疼痛和异物感为主要症状，临床分为：①血栓性外痔，②静脉曲张，③结缔组织性痔，④炎性外痔。

混合痔：混合痔是内痔静脉丛和相应部位的外痔静脉丛相互融合，形成一整体者，严重时可表现为环状痔脱出。按外痔性质分为结缔组织性混合痔、静脉曲张性混合痔。

41.1.2 病因病机

(1) 中医病因病机

痔的发生不仅是局部的原因，还与全身脏腑经络的病理变化密切相关。多由饮食不节，过食辛辣，酒色过度，湿热内生，下注大肠所致；或因久泻久痢，久坐、久立、久忍大便、妇女妊娠而引起阴阳不和，关格壅塞，经脉流溢，渗漏肠间，冲突发为痔；或因外感风、湿、燥热之邪下冲肛门所致；或因内伤七情，热毒蕴积气血壅滞下坠，经络不通，而瘀滞结聚于肛门，以致冲突为痔。

(2) 西医病因病机

形成痔的原因很多，如习惯性便秘、妊娠和盆腔肿物、年老久病、体弱消瘦、长期站立或久坐、运动不足、劳累过度、食辛辣饮食过多、冬季缺乏蔬菜、肠道慢性炎症等。目前关于痔的病机学说尚无统一认识，较流行的有：

1) 静脉曲张学说：较为传统的说法，认为痔的病理本质是静脉曲张。该学说认为，痔的基本病理改变是不连续的静脉扩张。

2) 血管增生学说：痔的本质是血管增生造成的血管瘤。认为直肠下端黏膜有直肠海绵体，有协助关闭肛门的作用，若该组织增生则成为痔。由于不恰当的排便，使之不断向下滑动、充血、脱出而发生痔。这一说法已得到越来越多的学者认同，并用以指导临床治疗。

41.1.3 临床表现

根据痔核的病情演变临床将痔分三期。

一期：痔核较小，质柔软，表面色鲜红或青紫，大便时痔核不脱出肛外，常与大便摩擦出血。无痛性、间歇性便后有鲜红色血是其特点。

二期：痔核较大，大便时痔核能脱出肛外，大便后自行回纳，出血量较多，呈点滴状或喷射状。

三期：痔核更大，表面微带灰白色（纤维型内痔），大便时经常脱出肛外，甚至行走、咳嗽、喷嚏、站立时也会脱出，不能自行回纳，需用手推回或平卧、热敷后才能回纳，便血不多或不出血。伴有大便时肛周疼痛现象。

伴随症状：肛门有分泌物流出、湿疹及肛门及肛周肌肤出血瘙痒症状。

并发症：二三期内痔，痔核脱出而嵌顿时，可致肿痛加剧，痔核糜烂、坏死；长期的便血，可引起贫血。

41.1.4 临床诊断

(1) 西医诊断

根据痔的典型症状和检查，诊断一般无困难。并根据病史和肛门物理检查，肛管直肠指检和肛门镜检，作出痔的分类诊断。如稍有可疑应进一步检查，以除外结、直肠、肛管的良、恶性肿瘤及炎性疾病。

内痔初起时，症状不明显，仅在体格检查时才被发现。但随着痔核逐渐增大，症状亦会逐渐加重。典型症状有：

疼痛：单纯内痔，一般无疼痛，有时仅感觉肛门部坠胀或排便困难。如发炎肿胀者，痔内有血栓形成或嵌顿，则有疼痛；如脱出未及时复位者，则疼痛加重；如发生嵌顿，有溃烂坏死，引起肛缘发炎水肿，则疼痛剧烈，病人坐卧不安。

内痔发作：内痔平时症状轻微，无大痛苦，如有便秘或腹泻，或过于劳累，就会忽然加重，称为内痔发作。在内痔发作时，痔核突然肿胀、突出、灼热，疼痛，有搏动及异物填塞的感觉。因受干燥粪便的挤压，易破溃出血，里急后重。发作持续3～5天，如治疗得法，肿胀逐渐消散，血栓被吸收，痔核变软缩小。有时肿胀不见消散，由于感染、化脓、溃烂或因血循环受阻，痔核也可发生坏死。

便血：排便中或便后出血，色鲜红，有时大便表面附有少量血液，或将手纸染红，有时为滴血或射血。由于粪便擦破黏膜，或因排便时过于用力，血管内压力增高，以致曲张静脉血管破裂，便时则有喷射状出血。如长期反复出血，或多次大量出血者，还可引起贫血。

(2) 中医诊断

1）实证：便血鲜红或污浊，滴出或血出如箭，伴口渴、尿赤、便秘，舌红苔黄或腻、脉弦、滑数。痔核脱出时肿痛不能复位，表面紫暗，局部糜烂、渗液、秽臭，伴寒热口干，便秘尿赤。

2）虚证：便血色清而淡，或晦而不鲜，面色少华，神疲倦怠，舌质淡胖，脉细而弱；痔核脱出后不易自行复位，伴头晕目眩，少气懒言，体倦自汗，舌淡，脉虚无力。

41.2 足疗技术在痔疮中的应用

技术一

取穴

经穴：承山、足三里、上巨虚、下巨虚、涌泉。（图41.1、图41.2）

反射区：肛门、直肠、小肠、甲状旁腺、腹腔神经丛、下身淋巴结、内尾骨等反射区。（图41.3）

操作规程

1）点按承山、足三里、上巨虚、下巨虚30～50次。

2）单食指扣拳，顶压涌泉穴50～100次，力度稍重，以酸痛感为宜。

3）腹腔神经丛、小肠、直肠、内尾骨反射区推压50～100次。

4）直肠、肛门、下身淋巴结捏按50～100次。

5）甲状旁腺揉按30～50次。

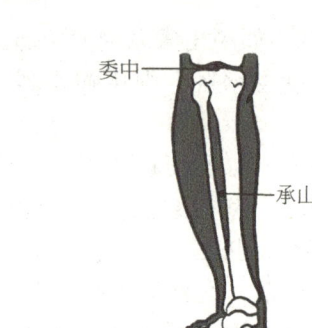
图41.1

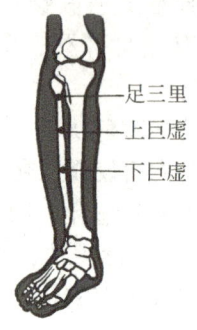
图41.2

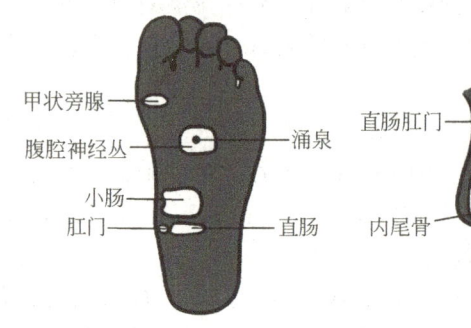
图41.3

技术二

用药 黄芩、黄柏、金银花、马鞭草、车前草、败酱草、元胡、赤芍、蒲公英各30g，明矾、朴硝各5g。

药物制备 将诸药择净，放入药罐内加水2000ml浸泡30分钟，煮沸10分钟后，将药液倒入浴盆中，盆中的口径以刚能坐进去为宜，纳入明矾、朴硝拌匀。

操作规程 患者先坐在浴盆上，使热气熏蒸肛门，待水温降至40℃左右时，再坐入药液中浸泡20~30分钟，同时另用一盆足浴，每日早晚各1次，连用7~10天。本方可清热解毒，消肿止痛。

技术三

取穴

经穴：商丘、内庭、蠡沟。

反射区：肾上腺、肾脏、肛门、直肠、输尿管、膀胱、下腹部、小肠、横结肠、骶骨。

用药 槐条60g，艾叶、白矾、马齿苋、银花、甘草各30g。

药物制备 将诸药择净，放入药罐内加水2000ml浸泡30分钟，煮沸10分钟后去渣，将药液倒入浴盆中，纳入白矾拌匀。

操作规程 首先用蒸汽足浴盆浸泡双足30分钟，每日1次；然后行足部按摩。按摩手法如下：

点按商丘、内庭、蠡沟等穴各1~3分钟；持续用拇指指端点法、食指指间关节点法、拇指关节刮法、按法、食指关节刮法、双指关节刮法、拳刮法、拇指推法、擦法、拍法等用于相应反射区，各操作3~5分钟，以局部酸胀为佳，按摩手法宜持续，患者可取俯卧位或坐位。

技术四

取穴 直肠、肛门、胃、十二指肠、小肠、升结肠、横结肠、降结肠、肾、输尿管、膀胱、肺、脾、肾上腺、下身淋巴结等反射区。

操作规程

1) 依次食指扣拳法顶压肛门、胃、十二指肠反射区各50次，以局部胀痛为宜。（图41.4）

2) 从足趾向足跟方向拇指指腹推压法推按小肠反射区50次，由足跟向足趾方向拇指指腹推压法推按升结肠反射区50次，从右向左拇指指腹推压法推按横结肠反射区50次，从足趾向足跟方向拇指指腹推压法推按降结肠反射区50次，从足外侧向足内侧拇指指腹推压法推按直肠反射区50次。（图41.5）

3) 依次食指扣拳法顶压肾、膀胱反射区各50次。

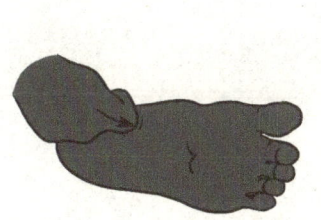 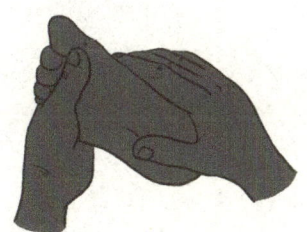

图41.4 顶压肛门反射区　　图41.5 推按小肠反射区

注意事项

1) 禁食酒类、辛辣等刺激性强的食物，多吃蔬菜水果，养成每天排便的习惯，排便后要用水清洗肛门，保持肛门周围清洁。

2) 养成有规律的生活习惯，避免熬夜。

3）坚持每天早、晚各做10次收缩肛门运动，可有效地防治痔疮。

按语

俗有"十人九痔"之说。痔疮是成年人常见的疾病之一，随着年龄的增长而发病率增高。痔疮是在肛门或肛门附近因为压力而伸出隆起的血管，这些由于扩大、曲张所形成的柔软静脉团，类似腿部的静脉曲张，但痔疮常常会出血、栓塞或团块脱出。按摩可促进患部的血液循环，消肿散结；同时增进胃肠蠕动，避免便秘的发生。对年老体弱者还有促进新陈代谢，增强机体的免疫功能。